Galen's Lehre

vom

gesunden und kranken Nervensysteme.

Von

Dr. **Friedrich Falk,**

pract. Arzt und Privat-Docent zu Berlin.

Leipzig.

Verlag von Veit & Comp.

1871.

Galen's Lehre

vom

gesunden und kranken Nervensysteme.

Von

Dr. **Friedrich Falk,**
pract. Arzt und Privat-Docent zu Berlin.

Leipzig.
Verlag von Veit & Comp.
1871.

Es darf nicht befremden, dass Angesichts der Richtung, in welcher sich gegenwärtig die medicinische Forschung bewegt, zu einer Zeit, wo ein jeder medicinische Arbeiter bestrebt erscheint, einen neuen Baustein zum Um- und Neubau unserer Wissenschaft herbeizutragen, derjenige die Nothwendigkeit, gleichsam die Verpflichtung fühlt, sich zu rechtfertigen, welcher es versuchen will, die Blicke von dem gegenwärtigen Standpunkte des Lehrgebäudes der Medicin und dem Felde, welches einer wissenschaftlichen Thätigkeit noch offen liegt, hinweg auf längst verflossene Zeiten, auf Schriften von Männern hinzulenken, welche den meisten in der Gegenwart nur dem Namen nach bekannt, in ihren Werken ganz ungekannt sein mögen. Wenn auch der wissenschaftliche Werth geschichtlicher Forschungen in der Heilkunde von jedem anerkannt werden wird, welcher über dem Einzelnen nicht vergessen hat, dass er Jünger einer alt-ehrwürdigen Wissenschaft ist, so ist es doch unleugbar, dass den historischen Arbeiten heutzutage durch das Streben, immer Neues zu schaffen und das Alte zu ergänzen oder zu berichtigen, der eigentliche Boden entzogen ist. Am meisten scheinen noch die Forschungen Anklang, oder, was gleichbedeutend ist, Lese-Publikum zu finden, welche sich zur Aufgabe gestellt haben, die einzelnen Krankheiten in ihrem Auftreten von den ältesten Zeiten an bis auf die Gegenwart zu verfolgen, d. h. die historisch-pathologischen Arbeiten, deren beste Früchte in den Werken von Hecker, Hirsch, Häser niedergelegt sind. Man betrachtet mit Interesse die Ergebnisse, zu welchen derartige emsige Untersuchungen geführt haben, weil es klar ist, dass sie zur Beantwortung vieler Fragen dienen können, welche noch heute mit Eifer erörtert werden. — Mit Gleichgiltigkeit hingegen hat derjenige zu kämpfen, welcher gerade die Leistungen eines bestimmten Forschers und dessen Verdienste um die Wissenschaft erwägen will, um so mehr, wenn dieser einer Zeit angehört, die der unsrigen so weit entrückt ist, wie gerade das Zeitalter Galen's. Was kann es uns nützen zu wissen (dürfte so mancher fragen), welche Kenntnisse gerade ein Arzt der alten Zeit, selbst ein Galen von der Anatomie, noch dazu so speciell von der Anatomie der Nerven besessen hat? Konnte er denn gerade ein so hohes Maass von anatomischen Kenntnissen sich aneignen, er, dem das wichtigste Hilfsmittel, Sectionen menschlicher Leichen, versagt war? Und was soll gar die Galenische Nerven-Physiologie? Kann das Studium der Schriften des Pergameners in etwas dazu dienen, die zahlreichen Lücken auszufüllen, welche selbst ununterbrochene Reihen scharfsinniger Experimente heutiger Forscher leer gelassen haben? Seine Nerven-Pathologie kann unmöglich, wie wir es erstreben, auf wissenschaftlicher, der reinen Empirie entrückter Grundlage beruhen. Solche Anschauungen können dann nur zu leicht dahin führen, eine Arbeit, welche wir im Vorliegenden unternommen haben, eher als eine Aufgabe für Philologen anzusehen, geeignet, als Scholien zu einer neuen oder schon vorhandenen Ausgabe Galensicher Schriften hinzugefügt zu werden.

Gewiss wird auch die medicinische Geschichtschreibung eine Umwälzung erfahren, gleichwie es der politischen ergangen ist; sie muss aufhören, eine Chronik-artige Aneinanderreihung der Biographieen und Werke berühmter Männer zu sein. Wer heute z. B. eine Geschichte der Geburtshilfe schreiben wollte, dürfte nicht mehr, wie es in dem sonst so verdienstlichen Buche v. Siebold's zu finden ist, die einzelnen Männer mit ihrer äussern Lebensgeschichte in den Vordergrund stellen. Jedenfalls aber ist eine genaue Bekanntschaft nicht bloss mit den hervorragenden Werken der wissenschaftlichen Arbeiter als unerlässlich zu erachten; sie wird die eigentliche Grundlage der historisch-philosophischen Betrachtung grösserer Zeitabschnitte gewähren, und in so fern muss jede Arbeit nicht ganz unwillkommen erscheinen, welche einen Forscher unserer Würdigung näher führt, indem sie seine Werke mit unbefangenem Auge prüft. Und muss es nicht gerade ein Interesse beanspruchen, auf die Schriften Galen's hinzuweisen, dessen Lehren nicht bloss die Anschauungen seiner unmittelbaren Nachfolger beherrscht, sondern auch noch viele Jahrhunderte hindurch ihren Einfluss ausgeübt haben? Und doch ist es uns erschienen, als ob seine Leistungen gegenwärtig nicht genügend erkannt seien, seinen Schriften schon lange nicht mehr gehörige Berücksichtigung zu Theil geworden wäre. Ich konnte mich dieses Gedankens nicht erwehren, wenn ich sah, dass die Zahl der Schriften, welche überhaupt Galen und seine ärztlichen Werke beleuchten, im Vergleiche zu der Aufmerksamkeit, welche so viele Autoren z. B. dem Hippokrates gewidmet haben, geradezu gering zu nennen ist. In L. Choulant's Bibliotheca medico-historica sive catalogus librorum historicorum (Lps. 1842) nimmt die Anführung der Arbeiten, welche die Hippokratischen Schriften zum Gegenstande ihrer Betrachtungen haben, nicht weniger denn 7 Seiten ein; dabei muss man den daselbst angeführten 113 Monographieen noch einige später erschienene, sehr werthvolle anreihen. Hingegen erwähnt Choulant nur 19 Arbeiten, welchen die Galenischen Bücher zum Vorwurfe besonderer Studien gedient haben; die bei weitem meisten stammen aus älterer Zeit und sind kaum mehr zugänglich. Die Neurologie und Nerven-Physiologie habe ich nirgends speciell besprochen gefunden. In neuerer Zeit ist dieses letztere Thema von dem hochgeschätzten französischen Geschichtsforscher Daremberg in Angriff genommen worden, welcher auch ausserdem sich den Werken des Pergameners mit Theilnahme zugewendet hat. Wir besitzen von ihm:

1. Fragments du commentaire de Galien sur le Timée de Platon (darin: Galien considéré comme philosophe), 1848;
2. Traduction des oeuvres anatomiques, physiologiques et médicales de Galien. Tom. I et II;
3. Exposition des connaissances de Galien sur l'anatomie et la physiologie du système nerveux, Paris 1481.

Ich möchte an letzterer Abhandlung aussetzen, dass sie ein wenig cursorisch ist; zudem ist sie bei uns äusserst wenig verbreitet, und war mir selbst nur vorübergehend zugänglich.

Ausserdem fand ich eine übersichtliche aber kurze Zusammenstellung der wichtigsten Lehren Galen's in einer zu Berlin 1854 erschienenen Dissertation von Pass:

Claudii Galeni vita eiusque de medicina merita et scripta. 66 pg.

So manchen mag der riesige äussere Umfang der Hinterlassenschaft von einem aufmerksamen Studium abgehalten haben; in mir erregte gerade dieser Umstand die Erwartung, dass man vielleicht so mancher interessanten und bedeutsamen Aufzeichnung begegnen dürfte. — Und in der That, als ich bei Gelegenheit geschichtlich-psychiatrischer Untersuchungen zu den Schriften des

Arztes von Pergamus gelangte, war ich erfreut, nicht bloss manche für die Würdigung seiner Anschauungen über Irrenheilkunde werthvolle Daten zu finden, sondern überhaupt vielen Angaben über physiologische und pathologische Zustände des Nervensystems zu begegnen, welche sich ebenso auf sorgfältige Vivisectionen wie auf umsichtige Beobachtung am Krankenbette zu gründen und an positivem Werthe die Leistungen seiner Vorgänger wie der übrigen ärztlichen Schriftsteller des Alterthums um vieles zu überragen schienen. Indem ich nun hiermit eine zusammenhängende Darstellung der Galenischen Nervenlehre, wie wir sie durch seine zahlreichen Werke zerstreut finden, versuchen will, denn selbst sein anatomisches Hauptwerk περι χρειας μοριων sowie sein Buch über die Nerven können wir nicht als rein descriptive anatomische Schriften betrachten, scheint es mir, um das Verdienst des Pergameners, den Rang, welchen seine bezüglichen Lehren in der Heilkunde der Alten einnehmen, zu veranschaulichen, zugleich nothwendig, im Vergleiche mit ihnen die bezüglichen Arbeiten der übrigen Aerzte jener Epoche zu beleuchten.

A.

Anatomie des Nervensystems.

Bekanntlich hat Galen der Zergliederungskunde stets eine rege Aufmerksamkeit gewidmet, und sie als Grundlage aller ärztlichen Forschungen verkündet*) und der anatomischen Encheirese ein besonderes Buch gewidmet. Er verwirft in demselben die Untersuchungsweise seiner Vorgänger als unzu-

*) Wie wichtig ihre Kenntniss namentlich für den Chirurgen ist, finden wir vornehmlich in περι ανατομικων εγχειρησεως lib. II, cpt. II. (II, 283) erörtert. In der Einleitung zu letztgenanntem Werke entwickelt er die Nothwendigkeit eines anatomischen Lehrbuches. Die Alten hätten keines derartigen bedurft, weil sie von Kindheit an bei den Vätern, wie lesen und schreiben, so auch seciren gelernt haben; trotzdem sei ein Marinus und vor allem auch Diokles sehr zu loben, weil sie ein zusammenhängendes Werk herausgegeben haben, während die meisten, wie Hippokrates, bei Behandlung der Diagnostik, Prognostik und Therapie anatomische Bemerkungen eingeflochten hatten. Galen sähe sich gezwungen, sein Werk herauszugeben, weil mit der Verschlechterung der Heilwissenschaft überhaupt seit deren Austritt aus der Familie der Asklepiaden auch die anatomische Forschung immer

reichend; so sei es namentlich ein Irrthum, zu glauben, dass eine noch so fleissige Untersuchung der Wunden hinreiche, Anatomie zu erlernen; dafür setzt er mit bekannter Umständlichkeit die Methode auseinander, welche er für die beste in der Zergliederungskunde ansieht. Er empfiehlt namentlich die Untersuchung von Affen*), welche sowohl in ihrem Habitus als auch im innern Bau die grösste Aehnlichkeit mit dem Menschen haben, doch hebt er auch einige anatomische Verschiedenheiten hervor. („Die Affen können nicht gerade einherschreiten, weil der Schenkelkopf schräge in die Hüftpfanne eingestemmt ist, und einige von den Muskeln, welche zum Schienbeine herablaufen, weiter unten sich inseriren, ausserdem die Hacken schmäler, die grossen Zehen verstümmelt sind und die Finger weit von einander abstehen.") „Den Menschen am nächsten steht die Affenart, deren Unterkiefer nicht länglich und deren Hundszähne nicht sehr gross sind." Auch in *περι φλεβων και αρτηριων ανατομης, κεφ. ζ′* (II, 803) hebt er die Aehnlichkeit des Affenbaues hervor, wobei er noch bei Beschreibung der Hals-Blutadern erwähnt, dass er bei Gelegenheit einer Anthrax-Epidemie in Asien, *σηπεδονωδης διαθεσις*, bei welcher die Haut des Halses und anderer Gegenden weggefressen wurde, die untern Theile zu studiren Veranlassung hatte. Namentlich sei es wichtig, sich dabei mit der Knochenlehre vertraut zu machen, denn „was bei den Zelten die Stangen**), bei den Häusern die Grundmauern, das sind im lebenden Organismus die Knochen". Zu diesem Zwecke ist es aber auch wünschenswerth, menschliche Gerippe nicht bloss aus dem Buche zu studiren, sondern mit eigenen Augen zu untersuchen. „Das könne man leicht in Alexandrien." Nach den Worten des Textes müssen daselbst mensch-

---

mehr vernachlässigt werde, und das von den Vätern Errungene Gefahr liefe, der Vergessenheit anheimzufallen.

Die äussere Entstehungsgeschichte dieser sowie einiger anderer Schriften (sie verdankten ihre Abfassung dem Wunsche des Consuls Boethius) finden wir gleich im Beginne des ersten Buches (II, 215). In *εισαγωγη η ιατρος κεφ. ια′* (XIV, 709) betont er, dass man mit Unrecht und der Etymologie entgegen von der Anatomie äusserer Theile spreche, so könne doch nur die Lehre von den innern Organen genannt werden.

*) „Ohne derartige Vorübungen ist selbst ein so glücklicher Zufall, wie er einigen Aerzten durch Section gefallener Germanen sich darbot, werthlos." S. Sprengel, Geschichte der Arzneikunde Tom. II, 148.

**) *περι ανατομικων εγχειρησεως*, lib. I, *κεφ. α′* (II, 218).

liche Skelette dem ärztlichen Studium zur Verfügung gestanden haben*). Galen hat nach eigenem Ausspruch auch sonst keine Gelegenheit vorübergehen lassen, welche ihm Eifer und Zufall verschafft haben, wie z. B. den Besuch von Gräbern, wie die Untersuchung Gehängter und den Vögeln preisgegebener Missethäter.

In der That sind seine Kenntnisse der allgemeinen und speciellen Knochenlehre sehr schätzenswerth und auch ihr ist ein besonderes Buch gewidmet**). In demselben finden wir denn auch eine Beschreibung der knöchernen Hülle des Central-Nervensystems, welche wir in Kurzem etwa in der Art formuliren können:

Das Schädeldach heisst *κρανιον*, weil es wie ein Helm, *κρανις*, das Gehirn umschliesst. Unbeweglich wie eine Mauer deckt es das Hirn, denn dieses selbst, Quell aller willkürlichen Bewegung, bedurfte keiner musculösen Hülle. Es besteht aus mehreren Knochen, damit, wenn ein Trauma den Kopf träfe, der Sprung sich nicht über den ganzen Schädel erstrecke, sondern sich am Rande des verletzten Knochens begrenze.

Es sind an Zahl sechs: das Stirnbein, *το κατα μετωπον*, die beiden Scheitelbeine, *τα κατα το βρεγμα****), die Schläfenknochen, *τα κροταφου*, und das Hinterhauptbein, *το κατ' ινιον*; davon sind die Seitenwandbeine die dünnsten, der Occipital-Knochen der stärkste. — Das Keilbein rechnen einige zum Schädel, andere zum Gesicht†). Ein Theil der Schläfenknochen heisst Felsenbein, an ihm ist der griffelförmige Fortsatz, *βελο-*

---

*) ibid. 220.

Die lateinischen Ziffern in den Citaten beziehen sich überall auf die Bände der Galenischen Ausgabe von Kühn; übrigens bringt es die Weitschweifigkeit Galen's mit sich, dass er sich sehr häufig wiederholt und dieselbe Stelle fast wörtlich vielfach wiedergefunden wird.

**) *περι οστεων τοις εισαγομενοις*, VI, 732—777. Man muss sich freilich erinnern, dass nach Galenischer Art die meisten seiner Schriften nicht vollständig ihrem Titel entsprechen, da wir in ihnen auch mehr oder minder langen Erörterungen über die verschiedenartigsten medicinischen Gegenstände begegnen.

***) In *εισαγωγη η ιατρος κεφ. β'* (XIV, 720) heissen sie auch *τα κορυφης*. In *θεραπευτικης μεθοδου βιβ ζ' κεφ. ς'* lesen wir, dass er ein zersplittertes Scheitelbein gänzlich excidirt habe, „mit dem besten Erfolge für den Kranken“ (X, 452).

†) Er selbst zählt es als *οστεον πολυμορφον* den Schädelknochen zu (XIV, 720). Dessen flügelähnliche Fortsätze erwähnt er als Ansatzpunkte der

νοειδης η γραφοειδης εκφυσις *), auch ist in ihm der Gehörgang enthalten; sonst ist noch an ihm der warzenförmige und der Jochfortsatz zu bemerken.

Auch das Hinterhauptbein hat Fortsätze: zu beiden Seiten des Kleinhirns die *κορωναι* genannten, welche mit den Ausstrahlungen im ersten Halswirbel articuliren, und hinter ihnen die zum Durchgange für Nerven und Sehnen bestimmten, *οστεοιδεις αποφυσεις* genannten.

Wenn man annehmen wollte, dass Galen mit erstern unsere Processus condyloidei, mit letztern die das gleichnamige Loch begrenzenden Drossel-Fortsätze meint, so ist doch zu bedenken, dass er von letztern sagt, dass sie nur wenig voneinander abstehen, dass es auch merkwürdig wäre, wenn er das kleinere Foramen jugulare nennt, und das Foramen magnum occipitis übergeht; ausserdem befremdet, dass er in einem der Osteologie gewidmeten Capitel diese Fortsätze nicht als von Knochen, sondern vom Gehirne ausgehend schildert. Mir flösst desshalb die Richtigkeit des Textes Zweifel ein.

Die Verbindung der Schädelknochen unter einander durch Nähte, *ραφαι*, die der Schädel- mit den Gesichtsknochen durch einfache Anlegung, *αρμονια*, sowie die einzelnen Nähte beschreibt er genau **).

In den dichten Knochen verstreichen die Nähte zuweilen derart, dass unter den Anatomen ein Streit über ihr Vorkommen überhaupt stattfinden konnte. Unter normalen Verhältnissen ist die Form des Schädels eine längliche Kugel, indem er nach vorn und hinten einen länglichen Vorsprung besitzt, es kommen aber

---

Gaumenmuskeln (II, 935), die Fossa pterygoidea beschreibt er unter dem Namen *κοιλοτης των πτερυγων*.

*) Nachdem er erwähnt, dass die Spitze dieser Fortsätze durch Knorpelmasse mit dem Zungenbeine verbunden ist (Lig. stylo-hyoideum), sagt er in unverständlichen Worten, dass sie zur Theilung des Gaumens bestimmt sind: *εγενοντο δε εις διαστασιν του φαρυγγεθρου* (XIV, 721). Eigentlich soll es ein zugehöriger Theil des Occiput scin (III, 935). Galen bezeichnet es gelegentlich auch als Gaumenbein, *το κατα την υπερωαν*; ob er ausserdem unser Os palatinum beschreibt, konnte ich nicht eruiren.

**) Sämmtliche im Knochensysteme vorkommenden Verbindungen sind umständlich (II, 735) erörtert. „Die Scheitelbeine hängen so innig mit den Schläfenbeinen zusammen, dass manche, wie Hippokrates, diese Verbindung eine schuppenförmige Naht, *λεπιδοειδης ραφη*, oder Anleimung, *προςκολληματα*, genannt haben (II, 742).“

auch Spitzköpfe vor; mit dem Verschwinden des hintern Vorsprunges verstreicht nämlich auch die ΛNaht, mit dem der hintern die Kranznaht, so dass in beiden Fällen eine T(⊥)förmige Figur entsteht*). Bedeckt sind die Schädelknochen an ihrer äussern Fläche vom περικρανιον; dies soll aus der harten Hirnhaut entstehen, von welcher aus es die Nähte durchdringt; es wird als eine sehnige Haut, νευρωδης, bezeichnet, ein Ausdruck, welchen wir noch besprechen werden.

Die Galenische Beschreibung des Knochen- und Bänder-Apparates der Wirbelsäule könnte ganz gut in einem heutigen Lehrbuche der Anatomie ihren Platz finden und bekundet wiederum vergleichend-anatomische Forschung.

Auch die Beweglichkeit der einzelnen Theile der Wirbelsäule nach den verschiedenen Richtungen hin hat er sorgfältig studirt; merkwürdiger Weise lässt er die Bewegung des Nickens vorzugsweise durch den Zahnfortsatz, die Seitenbewegung in der Gelenk-Verbindung des ersten Halswirbels mit dem Hinterhaupts-Knochen vor sich gehen. Die Verbindung der Halswirbel mit dem Schädel und die durch dieselben ermöglichte Beweglichkeit treibt den Autor zu einer schwungvollen Anpreisung der Natur (IV, 20).

So weit das Osteologische. Zum Schutze des Gehirns sowie um alle Gefässe des Gehirns zusammenzuhalten, sind die Meningen gemacht. Während die Alten alle Häute Meningen genannt haben, gilt dieser Terminus zu Galen's Zeiten nur für die Gehirn-Häute. Die harte Hirnhaut, μηνιγξ παχεια, auch σκληρα oder δερματωδης**) genannt, ist ein wahres Schutzmittel gegen Reize, welche auf das Gehirn einwirken können. Sie berührt den Schädel, adhärirt ihm aber nicht; sie bildet Duplicaturen, durch welche sie die beiden Hälften des Grosshirns und dieses vom Kleinhirn trennt, ist an manchen Stellen besonders dick, doch an den Siebbeinen wie ein Seihtuch mit zahlreichen feinen Oeffnungen versehen, deren hypothetischen Nutzen wir noch besprechen werden. Sie steht etwas vom Gehirne ab, um diesem bei seinen Pulsationen Raum zur Ausdehnung zu gestatten, im Gegensatze

*) „Es können schliesslich auch beide Vorsprünge schwinden, die Längs-(Pfeil-)Naht verstreicht nie (II,741)“; besonders erwähnt wird noch das schwammartig durchlöcherte Siebbein: περι χρειας των μοριων, λογ. θ' κεφ. ζ' (III, 652).

**) „Nicht in der Benennung, sondern in der Kenntniss der Eigenschaften der Organe besteht der Nutzen der Anatomie.“

zur Dura mater des Rückenmarks, welche mitsammt der übrigen Umhüllung dem Marke eng anliegt; wie weit jene absteht, kann man ermessen, wenn man ein kleines Loch in die Dura macht und, dieselbe von allen Seiten comprimirend, das Mundstück einer kleinen Trompete einführt; wenn man dann bläst, wird man sehen, wie sich der submeningeale Raum mit Luft füllt; dieser sonst leere Raum wird bei den Bewegungen des Gehirns von letzterem ausgefüllt. Die weiche Hirnhaut, μηνιγξ λεπτη, schützt ebenfalls das Gehirn; sie ist dem Chorion des Foetus und dem Gekröse Erwachsener ähnlich, reich an Gefässen, während die Dura nervenhaltiger, νευρωδεστερα (sehnig) ist. Sie bindet alle Arterien und Venen des Gehirns zusammen, damit sie bei seinen Bewegungen sich nicht verwickeln oder aus ihrer Lage gerückt werden, denn an der weichen und fast flüssigen Hirnsubstanz haben sie doch keinen rechten Halt. Desshalb folgt sie auch in alle Falten und Windungen des Gehirns bis in die Kammerhöhlen hinein, doch ist gar kein Grund vorhanden, wie viele Anatomen es [„im Traume"*)] gethan haben, die Auskleidung der Ventrikel als etwas ganz Besonderes unter dem Namen χοροειδη πλεγματα και συστρεμματα zu beschreiben; das Gewebe ist dem des Bauchfelles und der Pleura ähnlich. Dass übrigens die Pia mater das Gehirn eng umschliesst, kann man daraus ersehen, dass, wenn man von einem Thier-Gehirn, welches, von allen Seiten freigelegt, nur noch an der (Schädel-) Basis adhärirt, die Pia abzieht, das Gehirn sich sofort expandirt; dies schon beim todten Thiere, bei dem die eingepflanzte Wärme das Gehirn verlassen hat, Blut und Säfte durch die Kälte ausgetrocknet und erhärtet sind, geschweige denn im lebenden Organismus**).

Das Rückenmark besitzt ausser diesen beiden Häuten noch eine dritte Umhüllung, da, während die Schädelknochen unbeweglich sind, die Wirbelsäule nie in Ruhe ist und somit zum Schutze einer starken Haut (νευρωδης) bedurfte (Ligam. longitudin. posterius). Diese ist von einer kleberigen Flüssigkeit umspült, wie man sie an allen Theilen findet, welche viel bewegt

---

*) ουκ αποθεμενοι τον υπνον (III, 657).

**) III, 658. Die Einschiebung der beiden Meningen zwischen den harten Schädel und das weiche Gehirn erklärt Galen für eine ebenso weise Anordnung der Natur, wie es nach Plato diejenige von Wasser und Luft zwischen die so verschiedenartigen Elemente Feuer und Erde ist (III, 659).

werden; es sollte damit vermieden werden, dass sie eingetrocknet Schmerz erzeugen und die Beweglichkeit beeinträchtigen*).

An Gestalt dem Schädel conform ist das Gehirn; es heisst *εγκεφαλον* wegen seiner Lage, indessen die Krebse und alle weichschaligen Thiere und die, welche gar keinen Kopf oder nur ein Rudiment, *υπογραφη*, besitzen, haben ihr Gehirn, d. h. das Central-Organ der Empfindung und der willkürlichen Bewegung, in der Brust. „Man ersieht hieraus, dass der Kopf nicht des Gehirns wegen gemacht ist**).“ — „Das menschliche Gehirn ist zwar nicht absolut, aber im Verhältniss das grösste unter denen aller thierischen Organismen***). Es ist weiss, weich, wie aus Schaum gefügt, feucht und warm.“ — Eigenthümlicher Weise wird nirgends graue und weisse Substanz unterschieden, nur spricht er in III, 638 von einer härtern, der Dura mater nähern Schicht des Grosshirns und den innern weichen Lagen†).

Das Gehirn ist wärmer als die atmosphärische Luft; dies ist an und für sich nicht befremdend, denn es ist fortwährend in Bewegung und sehr reich an Arterien und Venen, welches doch die wärmsten Theile des Organismus sind. Zudem ist es von zwei Häuten und sehr dichten und harten Knochen, namentlich an der Basis umgeben. Man kann sich leicht davon über-

---

*) „In ähnlicher Weise schmieren ja die Menschen die Wagenräder vor dem Gebrauch ein.“ *Εις το Ιπποκρατ. περι αρηρων υπομνηματα, γ' λ'.*

**) Eigenthümlich sind die Worte: „Es möge in letzterem Falle (d. h. wenn das Gehirn nicht im Kopfe ist) nicht Gehirn, sondern *σκινδαψος* genannt werden; denn wie das Organ, mit welchem das Thier sieht, ganz gleich wo es gelegen ist, Auge heisst, so mag jeder Körpertheil, welcher als Central-Organ der Empfindung und willkürlichen Bewegung dient, *σκινδαψος* heissen.“ Die besten Wörterbücher lassen hier im Stich; die lateinische Uebersetzung lautet einfach: scindapsus. Nach Rücksprache mit einer der ersten philologischen Autoritäten und eingehender Prüfung aller Galenischen Stellen, in welchen dieses Wort vorkommt, muss ich annehmen, dass es hier im Sinne eines bestimmten Instrumentes gebraucht wird, von welchem bei einigen nicht classischen Autoren Andeutungen vorkommen, so dass es ungefähr so aufzufassen ist, dass das Gehirn ähnlich jenem Tonwerkzeuge Empfindung und Bewegung erklingen lässt. Jene Stelle findet sich in *περι χρειας μοριων, λογος ϑ' κεφ. δ'* (III, p. 629).

***) Schon Hippokrates hatte dies ausgesprochen (*προς Λυκον β, β. ζ*). (XVII, A. 235).

†) Auch Daremberg (Traduction des Oeuvres anatomiques, physiologiques et médicales de Galien, T. I, 542) scheint in dieser Stelle eine Andeutung der grauen Rindensubstanz und der weissen Markmasse zu finden.

zeugen, wenn man einen Schädelbruch zu behandeln hat, oder wenn man des Experimentes halber nach Hinwegnahme des Schädeldaches und der Meningen das Gehirn berührt; man muss diese Procedur sehr schnell vornehmen, um das Gehirn nicht zu erkälten. Hierin liegt auch eine grosse Gefahr für Individuen, deren Schädel gebrochen ist.

Aus diesem Grunde aber ist die Lehre des Aristoteles irrig, welcher, sonst ein sehr gewandter Anatom, behauptet, dass das Herz durch das Gehirn abgekühlt werde. Die vielen Umhüllungen des Gehirns würden ja nur dazu dienen die natürliche Wärme des Organs zu vernichten und der Kälte den Weg zum Herzen zu erschweren.

Nach der Leber und dem Herzen ist das Gehirn der Theil, welcher sich beim Foetus am frühesten bildet, so dass es schon in Embryonen, welche über dreissig Tage alt ausgestossen werden, zur Beobachtung kommt*). Da sich nun aber die Schädelknochen zu allerletzt bilden, so ist Dank ihrer Dünnheit und wachsartigen Consistenz beim Neugebornen die Bewegung des Gehirns fühlbar, ja selbst dem Auge wahrzunehmen gestattet. Das Gehirn ist in allen Lebenaltern das feuchteste aller Organe, in seinen vordern Theilen feuchter und weicher als in den hintern (*περι κρασεων, β,β. β' κεφ. γ'*. I, 600). Nach dem Vorgange des Herophilus nennt man jenen vordern Theil, welcher in jeder seiner beiden Hälften grösser ist als der hintere Theil, vorzugsweise Gehirn (Grosshirn III, 665), auch Vorderhirn, *προσθιον εγκεφαλον* (II, 714). Dieser hintere Theil, vom eigentlichen Gehirne durch eine Duplicatur der Dura mater getrennt, heisst *εγκεφαλις*, Kleinhirn, auch *εγκρανιον* oder *παρεγκεφαλις* oder *οπισθον εγκεφαλον*. Erasistratus nennt es *επεγκρανις* (III, 673). Gerade wegen der verschiedenen Consistenz und der damit zusammenhängenden verschiedenen physiologischen Function (s. u.) war eine solche Trennung nothwendig (III, 637).

Das Kleinhirn ist im Allgemeinen von gleicher Beschaffenheit und Farbe wie das Grosshirn, es wird je weiter nach hinten desto härter, bis es an der Verbindung mit dem Rücken-

*) „Ebenso wie bei einem Gebäude die Grundfeste, bei einem Schiffe zuerst der Kiel von dem Baumeister gelegt wird, um darauf den Bau zu errichten, so werden jene Organe, die Leber als der Venen, das Herz der Arterien, das Gehirn der Nerven Anfang, zuerst angelegt, und die Leber von vorn herein gross und stattlich gebildet.“ (IV, 243).

marke am härtesten wird, während letzteres gerade daselbst von allen seinen Bezirken am weichsten ist.

Das Rückenmark wird vom Gehirn erzeugt*). Praxagoras und Philotimus bekunden eine grosse Unwissenheit, wenn sie behaupten, dass das Gehirn eine Vergrösserung und ein Spross des Rückenmarks, und in Folge dessen das Gehirn aus Windungen zusammengesetzt sei; sie übersehen dabei, dass gerade die Hirntheile, welche mit dem Marke zusammenstossen, die hintern und vornehmlich die untern Theile, solche Windungen am wenigsten haben. Denn da sie hart sind, bedürfen sie gar nicht solcher Befestigungen durch die Pia mater (III, 672). Das Mark besteht aus ähnlicher Substanz wie das Gehirn, doch ist es nicht so feucht wie dieses; je weiter nach unten, um so härter wird es, ist aber selbst weicher als alle Nerven. Es unterscheidet sich das Rückenmark vom Gehirne dadurch, dass letzteres pulsirt, obwohl von starren Wänden umschlossen, während das Mark, von den Wirbeln umgürtet, nicht pulsirt.

Ich bemerke dabei, dass er nur eine Bewegung des Gehirns, die mit dem Pulse synchronische, zu kennen scheint, und darüber die Notiz hinzufügt: Die Bewegungen des Gehirns führen manche auf den Arterien-Puls zurück, während andere die Erscheinung als eine specifische Fähigkeit des Gehirns und seiner Häute ansehen.

Es finden sich Tom. III, 670—683 und II, 712—723 umständliche und im Allgemeinen brauchbare Anleitungen zur Gehirn-Präparation. Zum Studium empfiehlt er nebst Untersuchungen am lebenden oder frisch getödteten Thiere, wobei das Gehirn im Zusammenhange mit den andern Organen untersucht werden kann, die in den grossen Städten bei den Schlächtern käuflichen Ochsen-Gehirne. Sie sind hier meist von den Schädel-Knochen entblösst zu haben, sonst kann man die Arbeit selbst vermittelst Meissel und scharfer Messer verrichten, doch darf man nicht zu energisch auf die Schädelknochen schlagen, weil das Gehirn zart ist. Es fallen zuerst die schon erwähnten Windungen des Gehirns auf, doch bestreitet Galen die Richtigkeit der Behauptung des Erasistratus, welcher die Mannigfaltigkeit der Windungen, die das

*) „Wie von einem Stamme“, *οιον τι πρεμνον. Γαληνου περι στρεμματος, ββ. α' κεφ. η'* [IV, 541]. „Wie der Fluss seiner Quelle, entspringt das Mark dem Hirne,“

menschliche Gehirn darbietet, mit der geistigen Ueberlegenheit des Menschen in Verbindung bringen will; „dann müsste ja der Esel ein einfaches, nicht gewundenes Gehirn darbieten, was aber nicht der Fall ist“ (III, 673).

Doch macht schon Kidd (The Transaction of the provincial medical and surgical association. Part II. Vol. VI. Article V. pg. 335) auf Stellen aufmerksam, aus welchen hervorgeht, dass Galen die Verschiedenheit in den Geisteskräften unter den Menschen durch Abweichungen in dem Baue des Gehirns bedingt glaubt, auch bemerkt haben will, dass Leuten mit zu kleinen oder mit zu grossen Köpfen meist schwache Geisteskräfte innewohnen, unter letztern sei freilich Perikles eine der wenigen Ausnahmen gewesen*).

Die einzelnen Gehirntheile, deren Beschreibung wir bei Galen entweder mit dem noch heute gebräuchlichen Namen oder unter anderer Bezeichnung finden, sind:

1. Der Balken, *τυλωδης (χωρα)*; wenn man nach Hinwegnahme der Dura mater die beiden Hemisphären (diesem Ausdrucke selbst begegnet man bei Galen nicht) von einander abzieht, so findet man ihn in der Tiefe; wenn man ihn aufhebt, so sieht man die feinen Canäle, welche zum mittlern Hirn-Ventrikel führen.
2. Die 2 (Seiten-) Vorderkammern, *αι προσθιαι κοιλιαι;* sie sind doppelt, wie alle Sinnes-Werkzeuge, vorzüglich desshalb, um noch functioniren zu können, wenn eine verletzt ist; so hatte man z. B. in Smyrna Gelegenheit zu beobachten, wie ein Jüngling eine Wunde erhielt, welche bis in den einen Ventrikel drang; er genas aber doch; nicht einen Augenblick hätte er leben können, wenn beide Kammern zugleich verletzt gewesen wären. Ausser einem traumatischen Eingriffe kann aber auch ein spontaner Krankheits-Process in einem (Seiten-) Ventrikel Platz greifen, und doch wird, so lange nur der eine erhalten bleibt, das Leben fortbestehen können. — Der vordere innere Theil ist der *θαλαμος νευρων οπτικων* (IV, 276).
3. III. Ventrikel.

   Damit eine Verbindung der Seitenkammern mit dem Klein-

*) Cfr. *τεχνη ιατρικη, κεφ. ϛ'.* (322 I. *φ*). — *Ιπποκρατους Επιδημιων σ' και Γαληνου εις αυτο υπομνηματα, γ'* XVII, A. 815.

hirn möglich wäre, mussten diese erst in eine zusammenmünden; diese Vereinigung nannten nun einige ältere Autoren den IV. Ventrikel und betrachteten ihn als den wichtigsten, während noch Herophilus gerade den im Kleinhirn gelegenen, den

4. IV. Ventrikel, für den bedeutsamsten hält*). Nach Galen ist dieser aber der dritte; er ist sehr gross, aber nicht doppelt, da der Mensch nicht zwei Rückgrate, in Folge dessen auch nicht zwei Rückenmarke haben könne; aus letzterem wird nämlich dieser Ventrikel des Kleinhirns gebildet. Mit dem dritten (vierten) und dadurch auch mittelbar mit den Seitenkammern steht er
5. durch den Aquaeductus Sylvii in Verbindung; d. h. Galen spricht nur von einem *πορος*, welcher in dieser Weise die einzige Verknüpfung von Gross- und Kleinhirn darstellt.
6. Fornix, *καμαριον τε και ψαλοειδες* [*μοριον εγκεφαλον***)]. Wie ein Bogen ist er über die III. Kammer gespannt; nach der Ausdrucksweise der Baumeister heisst er Bogen oder Gewölbe, denn gleich den Schwiebbogen bei den Gebäuden kann er die über ihm ruhende Gehirnmasse tragen; zudem ist er geräumig, was in Anbetracht der Gefässe wichtig ist; ähnlich sind desshalb auch die Bedachungen der übrigen Ventrikel und Canäle. Galen giebt zu, dass schon Erasistratus die Gehirnkammern gekannt und beschrieben hat.
7. Vierhügel. Am Anfange des Canals zwischen III. und IV. Ventrikel befinden sich zwei zarte und längliche Auswüchse des Gehirns, *εξοχαι;* sie haben zwar eigenthümliche Umrisse, *περιγραφαι*, sind aber doch Theile des grossen Gehirns und haben die nämliche Beschaffenheit. Sie heissen Hinterbacken, werden aber von andern auch Hoden genannt, in welchem Falle jene Bezeichnung für die unter ihnen liegenden gilt. Irgend eine gemeinsame Bezeichnung, ähnlich unserer Terminologie, finden wir nicht. Jene zwei,

*) Die beiden Seitenventrikel verschmälern sich nach vorn hin, laufen convergirend, kegelförmig bis zur Nasen-Wurzel, indem sie sich so innig berühren, dass sie nur die Pia mater zwischen sich behalten. *περι νευρων*, *β.β.β'. κεφ. β'* (III, 832).

**) III, 667.

welche zusammen zwei angezogenen Schenkeln gleichen, umschliessen einen kegelförmigen Körper.

8. Zirbeldrüse, *κωναριον* genannt. Sie dient als Stützpunkt für die sich dort theilenden grossen Venen. Festgehalten werden die Nates zu beiden Seiten, so dass ein Ausweichen verhindert wird, durch Bänder.

9. Processus cerebelli ad corpora quadrigemina (?), von Galen einfach *τενοντες* genannt.

10. Processus vermiformis, *σκωληκοειδης αποφυσις;* umschliesst den Verbindungskanal zwischen III. und IV. Ventrikel.

11. Calamus scriptorius, *αναγλυφη καλαμου;* es ist dies der schon von Herophilus so genannte Theil (des Rückenmarks), welchen man erblickt, wenn man von hinten her in den IV. Ventrikel schaut.

12. *Πυελος και χωνη**). Es ist jedenfalls der Theil der Basis cerebri gemeint, welchen wir Infundibulum nennen, doch findet sich nirgends eine genauere Notiz.

13. Hypophysis, *ο αδην της κοιλιας* (III, 693).

Das Gehirn ist gefässreich; was die Venen anlangt, so schickt die Vena jugularis profunda ihr Blut in den Schädel am Ende der *Λαμβδα*-Naht, nachdem sie noch mehrere Zweige zwischen Kopf und ersten sowie zwischen ersten und zweiten Halswirbel entsendet hat.

Die Sinus venarum erwähnt Galen, wenn auch nicht alle einzeln, und hebt hervor, dass sie keine seröse Haut haben, welche mit ihnen die Schädelknochen durchbricht, sondern „wo die Venen an den Schädel herankommen, faltet sich die Dura mater wie eine Flöte und nimmt das Blut auf". Galen berücksichtigt auch den schon dem Herophilus bekannten und von ihm benannten Kelter, *ληνος***).

Der gleich bei der Herausnahme des Gehirns in die Augen

*) II, 709. *χανη* ist zusammengezogen aus *χοανη*, welches auch als Bezeichnung der Nasenhöhlen gebraucht wird, cfr. *περι χρειας μοριων λογ. ι'. κεφ. γ'.*

**) Marx (De Herophili celeberrimi medici vita, scriptis atque in medicinam meritis. Goetting. 1840. p. 28) meint, auf einen Ausspruch Vesal's gestützt, dass ihm die Lage des von Herophilus getauften und von Galen an zwei Stellen (de usu partium lib. IX cpt. III (II, 7, 10) und *περι ανατομ. εγχειρης.* lib. IX (II, 712) beschriebene Torcular nicht klar sei. Ich sehe jedoch keinen Grund, ihn nicht dahin zu verlegen, wo wir ihn gegenwärtig beschreiben.

fallende obere Längs-Sichelblutleiter wird erwähnt, jedoch ohne besonders benannt zu werden, auch die nach ihm Vena magna Galeni genannte Blutader erscheint an mehreren Stellen.

Während in den übrigen Organen Venen und Arterien gemeinsamen Verlauf haben, ist es im Gehirne anders, damit nie die Ernährung desselben gefährdet sei. Das Gehirn bezieht sein arterielles Blut aus den Karotiden, welche beiderseits in gerader Richtung in der Tiefe des Halses verlaufen und sich in zwei Zweige theilen, nachdem sie Aeste an die dortigen Muskeln, die Drüsen, die Venen, selbst an's Rückenmark entsendet haben. Der Stamm theilt sich wieder in einen kleinern Ast, welcher rückwärts zur Basis des kleinen Gehirns verläuft und in ein grosses längliches, am hintern Ende der λ-Naht gelegenes Loch dringt; der grössere Ast läuft noch durch ein Loch des Felsenbeins (Canalis caroticus) und begiebt sich dann zu dem zierlichen Netzwerke.

Dieser Plexus, welcher auch schon Herophilus seinen Namen verdankt, entsteht dadurch, dass die zum Hirne verlaufenden Arterien, bevor sie die harte Hirnhaut durchdringen, in zierlicher Weise von dieser vielfach gespalten werden; wie ein bewundernswürdiges Netzwerk umspülen sie die Basis cerebri. Dies vereinigt sich aber hernach wieder zu zwei Arterien, welche in's Gehirn eindringen. Aus diesen letztern wird dann in den Kammern der Plexus choroideus gebildet, ausserdem werden nach hinten Zweige zum Kleinhirn und Rückenmark entsendet, welche sich mit den Gefässen verbinden, die durch die Oeffnungen in den Querfortsätzen der sechs ersten Halswirbel laufen (Circulus arteriosus Willisii!), nachdem sie sich an der Verbindungsstelle des 6. und 7. Halswirbels von der Carotis abgezweigt haben*). Nach vorn entsenden die Hirn-Adern die Augen-Arterien, deren Endzweige sich mit den Gesichts- und Nasen-Gefässen verbinden.

Diese Beschreibung der Gehirngefässe dürfte in manchen Stücken weniger befremden, wenn man bedenkt, dass, wie schon Hoffmann**) (p. 208), Sprengel (op. cit. II, 152) und Daremberg (I, 575 und II, 194) hervorheben, dieselbe nur dem Studium der Säugethiere entlehnt ist.

---

*) Eine Vereinigung zu einer unpaaren Art. basilar. wird nicht erwähnt.

**) Casp. Hoffmanni Commentarii in Galeni Deusu partium lib. XVII.

Die Galenischen Angaben über das Rückenmark sind sehr kurz. Er lässt es unmittelbar mit dem Gehirn sich verbinden und betrachtet den Calamus scriptorius als einen Theil des Marks, doch spricht er auch von einer am Kleinhirn gelegenen *αποφυσις νωτιαιου μυελου*, welche vielleicht dem Pons oder der Medulla oblongata entsprechen könnte.

Es endet nach Galen das Rückenmark ebenso wie seine Umhüllungshäute am Ende der Wirbelsäule. Sein Blut erhält das Mark von der *αορτη* und ergiesst es in die Hohlader, *κοιλη φλεψ*; jene sendet zu jedem Wirbel ein Arterien-Paar, welches mit der Vene durch dasselbe Loch, durch welches die Nerven heraustreten, zur Pia mater des Rückenmarks verläuft.

B.

Physiologie der Nerven-Centren.

Das Gehirn ist ein einfaches Organ*), desshalb der erste und bedeutsamste unserer Körpertheile**).

Es ist der Sitz der Seele und zwar des edelsten Theiles der Seele, nämlich der Vernunft, zugleich der Einbildungskraft, des Gedächtnisses, des Denkens und des Urtheilens.

Das Wesen dieser Seele, *το πρωτον οργανον*, ist das *πνευμα ψυκιχον*, vielleicht die Seele selbst, und das Gehirn ist die Quelle des *πνευμα*. Im Gegensatze zum Gehirn als Sitz der *λογιστικη ψυχη* ist das Herz die Wohnstätte der *θυμοειδης*, die Leber Organ der *επιθυμητικη*. Ueber die psychologische Bedeutung des Gehirns bei den alten Aerzten habe ich mich an einem andern Orte ausführlicher auszulassen Gelegenheit gehabt***).

Vom Herzen, dem Sitze der Lebenskraft, *πνευμα ζωτικον*†), wird diese durch die Blutgefässe allen Körpertheilen, durch die nicht ohne Grund zahlreichen Gefässe auch dem Gehirne zugeleitet, zum Theil aus den Venen, bei weitem mehr aus den Ar-

---

*) Was er unter einem einfachen Organe versteht, ist mit grosser Weitschweifigkeit in *εις το Ιπποκρατους περι τροφης υπομνηματα α'* (XV, 252) auseinandergesetzt.

**) *Εισαγωγη η ιατρος, κεφ. ιά.* XIV, 710.

***) Studien über die Irrenheilkunde der Alten. Zeitschrift für Psychiatrie 1866.

†) *των προς Γλαυκον θεραπευτικ. βιβ. α' κεφ. ιε'.* XI, 60.

terien und im Gehirne selbst wird das πνευμα ψυχικον gebildet. Es bedurfte aber besonderer Vorrichtungen, dass aus dem πνευμα ζωτικον das von den übrigen „spiritus" so gänzlich verschiedene πνευμα ψυχικον gebildet werde; dazu dient der Plexus retiformis.

In jenen vielfach gewundenen, verzweigten und sich wieder vereinigenden Gefäss-Reisern muss das Blut langsam fliessen, hierdurch ist eine genügende Umänderung desselben ermöglicht. Galen vergleicht nämlich die Windungen dieses Plexus und dessen physiologische Bedeutung mit den Windungen der Hoden-Gefässe zum Zwecke der Samenbereitung und dem Verlauf der Adern in der weiblichen Brustdrüse behufs der Erzeugung der Milch, sowie auch mit den Windungen der Gedärme. Daher ist auch die Lage des Plexus eine so geschützte.

Wenn das Blut und das in ihm enthaltene πνευμα ζωτικον im Plexus genügend bearbeitet ist, findet die eigentliche Bildung, d. h. die Aushauchung desselben in die Gehirnkammern statt.*) Diese sind daher ebenfalls sehr wichtige Hirntheile. Man kann beim lebenden Thiere einen Schädelknochen herausschlagen, die Hirnhäute zu beiden Seiten der Falx cerebri mit Haken zerren, ein ganzes Stück herausschneiden, ohne dass eine Lähmung eintritt, ja man kann die Gehirnsubstanz selbst einschneiden, nur dann erst wird das Thier Empfindung und Bewegung verlieren, wenn der Schnitt eine Kammer erreicht; wenn die Ventrikel wieder zusammengefügt sind, συναχθεισων των κοιλιων, soll Empfindung und Bewegung wiederkehren (V, 606). Sehr bedeutsam ist auch der hintere (IV.) Ventrikel, „daher denn die Fabel vom Sitze der Vernunft am Scheitel, weil dieser der Lage der IV. Kammer entspricht".

Dahin sei auch der Irrthum bei Erasistratus zu berichtigen, welcher aus der Beobachtung, dass bei Rindern, die in der Gegend des ersten Wirbels getroffen werden, sobald die Meninx zerrissen wird, Unbeweglichkeit eintrete, schloss, dass dies der Verletzung der Hirnhaut selbst zuzuschreiben sei, während es in der That durch die Entblössung des IV. Ventrikels zu Stande kommt; bei keinem andern Theile der Meninx kann man eine ähnliche Wirkung eines Trauma beobachten. Wichtig

---

*) „Doch geht dieser Process nur im wachen Zustande vor sich, im Schlafe ruht das Gehirn." Περι αιτιων συμπτωματ. βιβ. α' κεφ. η'. VII, 141.

ist jedoch auch der dritte Ventrikel, in letzter Reihe kommen die Seitenkammern, bedeutsamer bei älteren Thieren als bei jungen. Einige glauben nun, dass ähnlich wie der Pylorus des Magens verhindert, dass unverdaute Speisen in den Dünndarm fliessen, so das Conarium als Wächter gesetzt sei, damit das *πνευμα* aus dem mittlern Ventrikel in den IV. fliesse; Galen aber ist eher geneigt, diese Function dem Processus vermiformis cerebelli zuzuschreiben und sieht in der Zirbeldrüse nur einen Stützpunkt für die grossen Gefässe.

Die Bedeutung des Gehirns, Centrum der Empfindung und willkürlichen Bewegung zu sein, theilt das Gehirn mit dem Rückenmarke. Dass bei der unwillkürlichen Bewegung, wie z. B. der des Herzens, weder Gehirn noch Mark betheiligt sind, beweist Galen, indem er sich auf die Beobachtungen an vivisecirten, auch an geopferten Thieren stützt, deren Herz noch einige Zeit fortschlägt, wenn man es ganz aus dem Körper herausgeschnitten hat.

Dass das Rückenmark seine Fähigkeit nur durch das Gehirn bekommt, geht u. a. daraus hervor, dass, wenn man das Mark an einer Stelle durchschneidet, die oberhalb des Schnittes gelegenen Theile gesund bleiben, während die untern sofort Empfindung und Bewegung verlieren. Galen muss zahlreiche Durchschneidungen des Rückenmarks an verschiedenen Stellen in Längs- und Quer-Richtung vorgenommen haben*). So hat er denn durch seine physiologischen Experimente gefunden, dass, wenn man in querer Richtung das Rückenmark bis zur Mittellinie durchschneidet, nur diejenigen unterhalb des Schnittes gelegenen Theile gelähmt werden, welche auf der Seite der Schnittführung liegen (wenn rechts, rechts und umgekehrt), dass aber die weitern Folgen der Durchschneidung sich überhaupt nach der Höhe des Schnittes richten, weil je nachdem verschiedene Nerven-Wurzeln getroffen werden.

Es verdanken nämlich Gehirn und Rückenmark ihre Herrschaft über die andern Organe der anatomischen Einrichtung, dass sie die Ursprungsstätte der Nerven sind, nicht das Herz, wie Aristoteles gemeint, noch die Hirnhäute, wie Erasistratus

---

*) Seine Technik und die von ihm dabei gebrauchten Instrumente, zum Theil eigener Erfindung, beschreibt er genau: *περι ανατομικης εγχειρησεως. βιβ. ογδ. κεφ. ς'.* II, 683.

in seinen frühern Jahren geglaubt hatte, während er im Alter das Richtige erkannte.

Wenn man irgend einen Nerven unterbindet, so werden die Organe, welche von dem oberhalb des Schnittes belegenen Nerventheile versorgt werden, Empfindung und Bewegung behalten, während die des Zusammenhangs mit dem Gehirne beraubten sie verlieren. Wir finden als Bezeichnung von Nerv bei Galen νευρον.—

Dass schon in den früheren Zeiten der altclassischen Geschichte und schon zu einer Zeit, wo die Heilkunde gleichsam ein Monopol der Asklepiaden-Familie war, der Anatomie, d. h. eigentlich nur der Knochenlehre, Aufmerksamkeit geschenkt wurde, geht aus einigen uns erhaltenen Werken jener Zeit hervor, wird auch von spätern Schriftstellern, namentlich von Galen selbst, ausdrücklich erwähnt; so haben auch neuere medicinische Geschichtschreiber z. B. von der Homerischen Anatomie einen Abriss zu geben versucht*). Dass aber Hippokrates erst als der eigentliche Urheber der wissenschaftlichen Anatomie anzusehen ist, können wir aus seinen Schriften ersehen, wie es ja auch Galen besonders hervorhebt. So hatten denn der oder die Verfasser der Hippokratischen Collection auch vom Bau und der Anordnung der Schädelknochen unleugbar schätzenswerthe Kenntnisse. So hatten wir selbst im Vorigen öfters Gelegenheit, Hippokrates als denjenigen zu nennen, auf dessen Angaben Galen Bedacht nimmt, indem er sie theils erläutert, oder mit Zusätzen vermehrt, theils auch nach seinen eigenen Beobachtungen als ungenau oder irrig berichtigt. Weiterhin verweisen wir noch auf die von Sprengel angeführten Stellen ans den Hippokratischen Schriften, aus welchen u. a. hervorgeht, dass Hippokrates die Nähte des Schädels und ihre abweichende Richtung bei verschiedenen Menschen**), die verschiedene Gestaltung der Knochen überhaupt u. s. w., richtig würdigt, und Hyrtl (op. citat. p. 74)***) führt uns Stellen aus den Hippokratischen Büchern περι αγμων und περι αρθρων vor, in welchen die Wirbelsäule und ihre Krümmungen gut beschrieben sind. — Was die eigentliche Anatomie des Nerven-

*) Daremberg, La médecine dans Homère. — Hyrtl, Antiquitates anatomicae rariores, p. 87. Letzterer citirt auch speciell einige Stellen, welche auf die Anatomie des Nervensystems Bezug haben.

**) Die Schuppennaht hat er nicht gekannt. Daremberg, Tome I, p. 605.

***) Antiquitates anatomicae.

systems anlangt, so ist die Ausbeute, welche wir in der genannten Collection finden, eben nicht besonders werthvoll. A. Hirsch (de collectionis Hippocraticae auctorum anatome, pag. 26) fasst sie in wenigen Worten zusammen. Hirsch beweist, dass Gehirn und Rückenmark nur unvollständig bekannt waren; die Schilderung des ersteren Organs lautet kurz: Es ist doppelt, in der Mitte durch eine dünne Membran getrennt, von zwei Membranen eingehüllt, deren obere hart ist, während die weichere dem Gehirne anliegt; auch vom Marke wird eigentlich nur die Umhüllung genannt, auf eine sorgfältigere Beschreibung wird als an einem andern Orte befindlich hingewiesen, man sucht sie aber vergebens in den erhaltenen Hippokratischen Schriften. Auch von den Nerven hatten die betreffenden Autoren keine klare Vorstellung, unter dem Worte *νευρον* hat man, wie Hirsch bemerkt, Sehnen oder andere bändrige Organe zu verstehen, nur an ganz vereinzelten Stellen erscheint das Wort *τονοι* in solchem Zusammenhange, dass man es als Bezeichnung für Nerv auffassen könnte, ohne dass übrigens eine genauere Erklärung der Bedeutung oder gar des Verlaufes der einzelnen Nerven folgt. Dagegen habe ich (Studien über die Irrenheilkunde) auf die physiologische Bedeutung aufmerksam gemacht, welche die Hippokratiker dem Gehirne beimessen.

Ueber die Anatomie des Plato und des Aristoteles giebt uns die *υλη ανθρωπινη* von Philippsohn die beste Auskunft. Von ihm erfahren wir, dass Plato zwar keine Beschreibung des Gehirns liefert, aber doch dessen innige Beziehung zu den Sinnes-Organen kennt; das Rückenmark unterscheidet er nicht vom Knochenmark, ein Fehler, welchen schon Aristoteles berichtigt. Nach ersterem soll auch der Samen vom Gehirne durch das Rückenmark zu den Hoden fliessen. Ein wenig ausführlicher ist Aristoteles*). Er kennt nur drei Schädelknochen (*βρεγμα, κορυφη, ινιοι*); das Gehirn ist nur von ersteren bedeckt, die beiden Umhüllungshäute nennt Aristoteles, auch die Eintheilung in Hemisphären, ja auch eine Andeutung von der mittlern Hirnhöhle finden wir; während zu den Hirnhäuten nur von der Aorta und der grossen (hohlen) Vene Gefässe Blut zuführen, soll das Gehirn ganz blutleer sein. Darauf hin bestreitet er, dass das Gehirn mit der sinnlichen Wahrnehmung etwas zu

*) Die wichtigste Stelle ist im XVI. Capitel des I. Buches von Historia animalium.

thun habe. Das Rückenmark ist zwar mit dem Hirne verbunden, jedoch im Wesen von ihm verschieden.

Nerven in unserm Sinne kennt Plato nicht, *νευϱον* bedeutet bei ihm Ligament, ebenso wie bei Aristoteles; in ähnlichem Sinne finden wir *νευϱωδης*. Dagegen begegnen wir bei Aristoteles einige Male den Worten *ποϱοι του εγκεφαλου*. Mehrere Historiker, darunter auch Sprengel, sprechen diese als Nerven an. Philippsohn beweist jedoch, dass unter den zum Auge verlaufenden *ποϱοι* nicht etwa die Nervi optici zu verstehen sind, sondern man bei aufmerksamem Vergleiche einzelner ähnlich lautender Stellen in ihnen Gefässe zu ersehen habe, welche nach Aristotelischer Anschauung das zur Ernährung und Functionirung des Auges dienende Fluidum führen. Jene zum Auge laufenden *ποϱοι* hat Aristoteles vom Maulwurfe beschrieben; dass er hier nicht die eigentlichen Nervi optici gesehen hat, sei kein Wunder, da deren Existenz bei jenem Thiere noch von Späteren angezweifelt wurde. Ueberhaupt bedeutet, wie Philippsohn nachweist, *ποϱος* bei Aristoteles, wie bei andern, einfach Canal; so werden der Meatus auditorius internus, die Speiseröhre, die Luftwege, die Samen- und die Harnleiter, die Milchgänge u. a. *ποϱοι* genannt. Desshalb glaube ich aber auch, dass die Aristotelischen *ποϱοι των αισϑητηϱιων*, auf welche Sprengel (pragmatische Geschichte der Arzneikunde, Tom. I, p. 4) aufmerksam macht, als Andeutung der Nerven gelten können. Diese *ποϱοι* sollen im Herzen wurzeln, welches ja nach Aristoteles das wichtigste Organ darstellt.

Herophilus hat nach Galen's eigenem Ausspruche, wie überhaupt die Anatomie gepflegt, so ganz besonders zuerst nach Hippokrates die Neurologie in Gemeinschaft mit Eudemus sorgfältig studirt*), und dieser Ausspruch erscheint gerechtfertigt, wenn wir sehen, wie häufig Galen ihn in den einzelnen Abschnitten ehrenvoll nennen muss, er, welcher sonst andern Forschern, ausser Hippokrates, wenig Lob spendet**).

So beschreibt Herophilus zuerst einzelne Gehirntheile, scheidet Grosshirn von Kleinhirn, nennt die Sinus, die Plexus choroidei, den Calamus scriptorius, die Ventrikel; in den vierten

---

*) *Πεϱι πεπονϑοτων, τοπων. βιβ. γ' κεφ.* 10. — Hyrtl, Antiquitates anatomicae, p. 80.

**) Freilich kommt auch Herophilus manchmal schlecht weg.

verlegte er den Sitz der Seele. Er spricht auch zuerst in unzweideutiger Weise von den peripherischen Nerven, er nennt sie νευρα, die Augennerven ποροι*); er unterscheidet weiterhin die Empfindungs-Nerven, νευρα αισθητικα, und Bewegungsnerven, νευρα προαιρετικα, ebenso trennt er die Gehirn- von den Rückenmarksnerven, doch braucht er νευρα auch von den Ligamenten. Ebenso rührt die erste Beschreibung des Plexus reticularis cerebri nach Galen von Herophilus her.

Wie sehr letzterer insbesondere wegen seiner Kenntnisse in der Nerven-Anatomie auch von den Reformatoren der Zergliederungskunde in der Neuzeit, Fallopia und Vesal, geachtet wurde, lesen wir bei Marx, Herophilus, pag. 22.

Auch Erasistratus beschäftigte sich viel mit den Nerven; auch er unterschied Empfindungs- und Bewegungs-Nerven; es sollten nach ihm, wie Rufus angiebt, jene aus der Gehirnsubstanz selbst, diese aus den Gehirnhäuten entspringen**); in früheren Jahren hatte er in den Meningen die Quelle aller Nerven gesucht. Uebrigens betrachtete er sie als hohle, bei Lebzeiten mit Blut gefüllte Canäle.

In Betreff der Römischen Aerzte ist zuerst zu erwähnen, dass Asklepiades wieder Nerven und Bänder verwechselte. Soranus erwähnt nichts von Nerven; Rufus spricht von Empfindungs- und Bewegungs-Nerven, welche beide ihren Ursprung im Gehirn haben sollen, doch nennt auch er die Bänder νευρα. Von den Römischen Aerzten, welche ihre Schriften in der Sprache ihres Landes verfasst haben, ist zuerst Celsus zu erwähnen. In dem achten Buche seiner Medicina giebt er einen kurzen Abriss der Knochenlehre, wie sie für den (chirurgischen) Praktiker genügen soll; er beginnt ihn mit einer flüchtigen Beschreibung der Schädelknochen und der Wirbelsäule, in welcher wir die Bemerkung finden, dass der Schädel nicht auf dem Nacken ruhen könnte, wenn er nicht durch kräftige „nervi“ festgehalten würde; er fügt hinzu, dass dieser Ausdruck dem Griechischen τενοντες

---

*) Doch soll er auch die übrigen Sinnes-Nerven so benannt haben. Cfr. Marx, Herophilus. Ein Beitrag zur Geschichte der Medicin. 1838. p. 28.

**) Sprengel, op. citat. I, p. 542.

„Den Praxagoras zu widerlegen, welcher unverschämter Weise, απαισχυντως αποτετολμημενος, behauptet hatte, dass die Arterien, immer kleiner werdend, sich in Nerven umgestalten, hatte Erasistratus nicht für nöthig befunden.“ περι Ιπποκρατους και Πλατωνος δογματων, α' κεφ. ζ'. V, 189.

entsprechen soll*); am selben Orte lesen wir, dass die Scapula mit der Wirbelsäule wie mit dem Schlüsselbeine durch starke Muskeln und „nervi“ verbunden sei. Zum ersten Male begegnen wir hier also dem Worte nervus, aber zunächst in einer andern Bedeutung, als demselben geblieben ist.

In der Bedeutung von Gelenkband finden wir es u. a. auch im Anfange des XVIII. Capitels des V. Buches**). Ebenso haben wir es wahrscheinlich im XXVII. Capitel des III. Buches***) zu deuten, wo er kurz vom „dolor nervorum“ spricht, ohne dass die angegebenen Arzneimittel über die Natur des Leidens Aufschluss geben. Ganz dasselbe gilt von dem darauf folgenden „tremor nervorum“. Die den „nervi“ und Gelenken empfohlenen Einreibungen****) und Salben†) sollen wohl ebenfalls den Bändern (oder Sehnen) gelten, welche auch unter den durch Dislocation der Bruchenden gereizten „nervi“ zu verstehen sind††). Wenn wir „nervorum rigor“ für Tetanus traumaticus erachten und „nervorum distentio“ in Krämpfe übertragen, so könnte man, da letztere wirkliche Nervenleiden sind, glauben, dass Celsus hier „nervus“ wie wir Nerv gebraucht, jedoch scheint er damit nur die bei jenen Affectionen vorkommende Starrheit der Glieder im Sinne gehabt zu haben. Merkwürdiger Weise finden wir denn auch nervus als Bezeichnung für das Vas deferens (Griechisch κρημαστηρ, womit also nicht der von uns so benannte Scrotal-Muskel gemeint ist†††). Auch wird die Umhüllungshaut des Samenstranges „nervös“ genannt, d. h. sehnig, wie es auch die Abscess-Wand sein soll††††), es entspricht also ganz dem Griechischen νευρωδης. Anatomisch-physiologische Angaben über Hirn und Rückenmark finden wir nicht, einige die Pathologie dieser Organe betreffende werden wir noch erwähnen.

Es sei gestattet, hier zwei Autoren vor-Galenischer Zeit, welche aber bei Galen nicht erwähnt werden, einzuflechten.

*) Edit. Targae, Tom. I, p. 456.

**) Auch lib. VIII, cpt. XI.

***) § 2, cfr. Scheller's Uebersetzung des Celsus, Tom. I, p. 235, nota 165.

****) lib. V, cpt. 28.

†) ibid. cpt. 24.

††) Ebenso wahrscheinlich bei der Entzündung der nervi, von welcher beiläufig lib. V, edit. Targ. p. 267 die Rede ist.

†††) lib. VII, cpt. XVIII.

††††) lib. II, cpt. II. Scheller Tom. II, p. 283, not. 145 citirt den Paulus von Aegina, welcher ihn für eine Fortsetzung der Pia mater medullae hält.

Wir finden bei Aretaeus *τενοντες* und *νευρα;* erstere bedeuten immer nur Sehnen*). Dagegen hat letzteres ganz entschieden zweifache Bedeutung und es ist oft schwierig zu entscheiden, ob es als Band oder als Nerv aufzufassen ist; jenes dürfte beim Capitel von der Arthritis und der Ischias**) anzunehmen sein, woselbst es heisst, dass die Arthritis bei den *νευρα* beginnt, welche die Gelenkbänder darstellen, und denen, welche die Knochen mit einander verbinden, später aber alle *νευρα* des Körpers ergreifen kann; ebenso sind wohl die Sehnen und Bänder gemeint, wenn a. a. O. vom Tetanus bemerkt wird, dass er die *νευρα* hart und gespannt erscheinen lässt, oder wenn es heisst, dass beim Fieber-Delirium namentlich der Phrenitiker die *νευρα* leiden und zucken. Weniger klar ist es, wenn den Epileptikern Schmerzen in den *νευρα* zugeschrieben werden, und deren Energie, *νευρων δυναμις*, durch die Gonorrhöe (Spermatorrhöe) geschwächt sein soll. Wahrscheinlicher wird schon die Auffassung von *νευρον* als Nerv bei der Satyriasis, welche ein Krampf in allen diesen Gebilden, *σπασμος απαντων των νευρων*, und eine Spannung der Sehnen, *εντασις τενοντων*, sein soll; geheilt kann sie werden durch langen Schlaf, welcher sonst eine Erschlaffung der Nerven, *ναρκη νευρων*, hervorruft. Ob ein hartes Lager gerade den eigentlichen „Nerven“ feindlich sein soll, wie in *οξεων νουσων θεραπευτικον βιβ. α' κεφ. α'* zu lesen, ist nicht zu enträthseln. Die für die *νευρα* gepriesene Heilkraft des Castoreum, der Hiera und des Weines gilt wohl unsern Nerven. Ganz sicher ist aber letzteres anzunehmen, wenn im Gegensatze zur Epilepsie als Kopfkrankheit der Tetanus als Nervenleiden angesprochen wird, wenn bei der Cephalaea der Coitus dem Kopfe und den Nerven Schaden nnd Krämpfe bringen, wenn die *μελαγχολια* alle Nerven schliesslich ergreifen soll, wenn die Blasenleiden consensuell die Nerven und den Verstand afficiren können***), wenn schliesslich gesagt wird, dass bei der blossen Lungenentzündung keine Schmerzhaftigkeit zu bemerken sei, während diese sofort auftritt, wenn eine der beiden Verbindungs-Membranen zwischen Thorax und Lunge ergriffen wird, denn die Lunge selbst hat nur kleine, zarte, der Bewe-

*) Z. B. *περι αιτιων και σημειων οξεων παθων, βιβ. β' κεφ. β'*, edit. Kühn p. 65; *οξεων νουσων θεραπευτικον, βιβ. α' κεφ. ς'.* p. 220.

**) p. 168.

***) p. 58. Die Blase selbst wird hier ein kalter und weisser „Nerv“ genannt.

gung bestimmte Nerven. Aretaeus scheint demnach in einer ähnlichen Anschauung von den äussern Kennzeichen der Function eines Nerven befangen, wie wir sie bei Galen finden werden. Am bedeutsamsten von allen ist aber die berühmte Stelle in περι αιτιων και σημειων χρονιων παθων, βιβ. α΄. κεφ. ζ΄*). Hier, beim Capitel der Paralysen, hebt er in seiner klaren, lichtvollen Schreibart hervor, dass, wenn die Ursache der Lähmung unterhalb des Gehirns, z. B. in der Meninx medullae spinalis ihren Sitz hat, die gleiche Seite, wenn im Gehirne selbst, die andere Seite gelähmt ist; denn, fügt er hinzu, die Nerven kreuzen sich jenseits ihres Ursprungs nach Art eines X. Es geht weiter aus der betreffenden Stelle hervor, dass er auch sensible und motorische Nerven unterscheidet, doch solle jenen auch eine gewisse motorische Fähigkeit innewohnen; gewöhnlich pflegt auf Lähmung der Kopf-(Gehirn-) Nerven Anästhesie zu folgen; wenn sie consensuell bei Affection der eigentlichen Bewegungs-Nerven leiden, so tritt eine geringe motorische Paralyse auf; die sensiblen beziehen jene motorische Kraft von den Nerven, welche von Muskel zu Muskel laufen, ihre Paralyse könne nie Anästhesie bedingen**). Es ist doch wahrscheinlich, dass ein Mann, welcher in der Weise beobachten konnte, auch vielfach bemüht gewesen ist, sich Kenntnisse von der speciellen Anatomie, namentlich des Gehirns und der Nerven anzueignen; von welchem Erfolge aber diese Studien bei ihm gekrönt wurden, vermögen wir nach den uns gebliebenen Bruchstücken nicht zu beurtheilen.

Die Durchmusterung des sonst so werthvollen Caelius Aurelianus liefert in dieser Beziehung noch weniger Ausbeute. Auch er übersetzt die Griechischen τενοντες mit nervi (Acutor. morbor. lib. II, cpt. XI, edit. Amman. p. 579), ebenso nennt er das Peritoneum eine „nervöse" Membran, welche Punctionen schwer vertrage (p. 451, p. 478) Aehnlich wie bei Aretaeus können wir nicht entscheiden, ob die angebliche Schädlichkeit des Weins beim Tetanus (p. 213) der remedia εντατικα, der kalten Bäder, des Coitus beim Icterus für die Nerven und die nervositas dem Nerven-Systeme der heutigen Medicin gilt. Auch die Uebersetzung von σπασμος mit conductio nervorum dürfte wohl nicht

*) p. 87.

**) Solche motorische Nerven sollen auch von Knochen zu Knochen gehen, ibid. p. 88.

davon herrühren, dass er die Krankheit für ein Nervenleiden hält, die constrictio nervorum beim Priapismus soll wohl auch nur die Spannung der Sehnen bedeuten. Galen nennt zwei Arten von *νευρα*: unter der einen versteht auch er die Bänder, *το ειδος νευρων των συνδετικων, των συνεχοντων τα οστα προς αλληλα*, die zweite Art sind die Nerven im engern Sinne, d. h. die Organe der Empfindung und der willkürlichen Bewegung*). Die Empfindungsnerven unterscheiden sich von letzteren durch ihre Consistenz; jene sind weich, sie gehen zur äussern Haut, sowie zu den Umhüllungshäuten, zu den Gefässen, zur Blase, zu der Gebärmutter, den übrigen Eingeweiden, den Drüsen und zu den Zähnen; auch die eigentlichen Sinnes-Nerven sind weich, sogar weicher als alle übrigen; dagegen sind die andern Nerven hart, sie gehen zu den Muskeln, sind härter als das Gehirn, hierin nur von den Knochen übertroffen.

Muskeln und Nerven sind vereint die Organe der Bewegung. Mit Entschiedenheit verwirft er übrigens, dass man das Herz einen Muskel nenne. Der Nerv inserirt sich nach Galen in den Kopf des Muskels und theilt sich in immer kleinere Zweige, aus denen sich dann der den Muskel verlassende Nerv bildet. Aus Nerv und aus Bandmasse zusammen besteht die Sehne, *νευρον*, auch *τενων* genannt; sie heisst auch das nervöse Ende des Muskels, bei älteren Zeitgenossen Galen's auch ein in Nerv umgeänderter Muskel. Muskeln, welche keine Knochen zu bewegen haben, wie die der Zunge, sollen auch keine Sehne haben.

Galen gebraucht auch *τονος* als Synonym von *νευρον* und leitet beide Ausdrücke von der Bestimmung des betreffenden Organs zum Winken (*νευειν*) und Spannen ab**). Bei der willkürlichen Bewegung denkt sich unser Autor die Wirkungsweise der Nerven ganz mechanisch. Wie die Bäche aus einer Quelle dem Hirne entspringend, gleichen sie den Zügeln, die Muskeln den Thieren. Uebrigens haben manche Organe wie die Augen, Ohren und Zunge weiche und harte Nerven.

Dieser vermeintlichen äussern Verschiedenheit der beiden Nerven-Kategorieen entsprechend giebt Galen an, dass die har-

---

*) XIV, 710. IV, 6. Im Gegensatze zur psychischen und willkürlichen Bewegung der Muskeln sind die Arterien und Venen die Organe der unwillkürlichen Bewegung, IV, 372.

**) *περι μυων κινησεως*, I, 1 (IV, 369); cfr. Daremberg, Tom. II, p. 322 Note.

ten (Bewegungs-) Nerven vorzugsweise aus dem härtern Rückenmark, die andern aus dem weichen Hirne entspringen, doch kann ein weicher Nerv nach seinem Austritte aus dem Gehirn, indem er härter und trockner wird, zu einem motorischen Nerven werden. Im Uebrigen spricht Galen von einer dritten, der Mitte zwischen jenen beiden Kategorieen, ohne sie genauer zu charakterisiren; sie sollen an der Stelle entspringen, wo Hirn und Rückenmark zusammenhängen. Auch giebt es nach ihm ganz nervenlose Theile, wie die Knochen, Knorpel, Bänder, das Fett und diejenigen Drüsen, welche den Gefässen als Stützpunkte dienen sollen, während die Drüsen, welche nützliche Säfte absondern, grosse Nerven und Gefässe besitzen. Wie wir bei Galen *νευρον* im doppelten Sinne finden, so bedeutet auch bei ihm *νευρωδης* ebenso wohl „reich an Nerven“ wie „sehnig“, *νευρωδης χιτων* können wir geradezu mit „seröse Haut“ übersetzen. Schliesslich begegnet uns noch *νευρον* und *νευρωδης* als Bezeichnung der Corpora cavernosa penis*); auch lesen wir, dass die Ruthe *σηραγγωδες νευρον* genannt wird.

Die specielle Nerven-Anatomie finden wir auf eine im Alterthume unübertroffene Art bei Galen entwickelt. „Im Gehirne entspringen mehrere Nervenpaare, vor allen haben die Sinnes-Nerven daselbst ihre Wurzeln. Die Gehirn-Nerven sind von zweierlei Substanz, indem sie von beiden Gehirnhäuten umhüllt sind, ein Umstand, welcher jenen oben erwähnten Irrthum des Erasistratus begreiflich macht.“ Wir erwarten vergebens als erstes jener Hirn-Nerven-Paare den Geruchsnerv beschrieben zu finden. Dem Geruchssinne hat Galen ein besonderes Buch gewidmet**), doch finden wir natürlich ausserdem über diesen Gegenstand durch die ganze Galenische Sammlung zerstreute Angaben. Das Centrum dieses Sinnes, welcher übrigens mit dem Geschmackssinne die meiste Verwandtschaft besitzen soll, ist von allen Sinnen allein im Innern des Schädels, nämlich in den beiden Seiten-Kammern gelagert, indem die Dünste von den riechbaren Gegenständen aus hierher geleitet werden. Schon Alkmaeon hatte den Sitz des Geruchssinnes in's Gehirn verlegt, letzterer ist also nicht in der Schleimhaut (*χιτων*) der Nase,

*) *κοιλα τε και σηραγγωδεα νευρα*, de usu partium *λογ. ι' άεφ. β'*, IV, 220; *το σηριγγωδες σωμα, το νευρωδες την ιδεαν*, de locis affectis, *ζ' κεφ. ς'*, VIII, 447.

**) *Περι οσφρησεως οργανου.* II, 857—886.

nicht in der des Mundes, auch nicht in den betreffenden Knochen zu suchen, wenn auch diese Gebilde, namentlich das Siebbein mit seinen zahlreichen Poren wichtig für die Leitung jener Dämpfe zu den Gehirn-Ventrikeln sind. Als wichtigster Canal dient ein beiderseitiger, aus dem Vordertheile dieser Ventrikel stammender Gehirn-Fortsatz, *αποφυσις νου εγκεφαλου*. Wir erkennen in letzterem unschwer den Nervus olfactorius. Galen betont aber ausdrücklich, dass er ein integrirender, in seiner Natur von den Ventrikeln durchaus nicht verschiedener Theil des Gehirns sei. Bevor jene Dünste zu ihm gelangen, müssen sie die engen und vielfach gewundenen Gänge des Siebbeins durchwandern; dieselben sind „ventilartig", bei einer kräftigen Einathmung öffnen sie sich durch eine Bewegung, welche sich unserm Willen entzieht, und machen den Gerüchen Platz. Derselbe Canal dient zugleich zur Athmung sowie zur Reinigung des Gehirns; durch die respiratorische Functionirung ist er unentbehrlich zum Leben, durch die erstere dient er, es zu verschönern*).

Auf dem Umstande, dass von der Nase aus ein unmittelbarer Weg zum Gehirn führt, beruht auch die Thatsache, dass Niessmittel und scharfe Gerüche die Benommenheit bei Kopfschmerzen oder bei fieberhaften Krankheiten, namentlich Lethargus und Karus lindern, wie andererseits starke Gerüche Kopfschmerzen verursachen können. Davon, dass jene Canäle im Siebbeine eng sind, kommt es, dass Dinge, welche zu klein (Luft) und welche zu gross sind (Wasser), als dass ihnen der Durchgang durch jene möglich wäre, nicht gerochen werden.

Während bei den andern Sinnen vielfache Modificationen der Perception vorkommen, unterscheiden wir im Geruchssinne nur Wohl- und Uebelriechendes. Aufgehoben kann die Geruchsfähigkeit durch Processe werden, welche im Centrum, wie solche, die in der *αποφυσις*, im Siebknochen und in der Nasenhöhle ihren Sitz haben**). Abnormitäten kommen sonst noch im Geruchssinne vor, indem manchen Leuten alles gleich riecht, oder Geruchs-Empfindung entsteht, ohne dass ein derartiger Sinnes-Reiz vorliegt, oder gut riechendes nicht vertragen wird, wie von manchen Leuten Styrax, Thymian, selbst Weihrauch. Wenn

*) *τη μεν εις αυτο το ζην αναγκαια, τη δ' εις το βελτιον ζην.* III, 650.

**) Er erwähnt schon unter solchen Ursachen Polypen und andere Geschwülste.

solche Perversitäten plötzlich auftauchen, sind sie nicht selten Vorboten von Krankheiten. Der Geruch ist der Hüter der Athmung, er verhindert, dass schädliche Dämpfe mit dem *πνευμα* eingeathmet werden; für den Arzt hat er Wichtigkeit; schon Hippokrates hat ermahnt den Geruchssinn bei Kranken zu prüfen.

Die Wichtigkeit des Gesichtssinnes betont Galen nachdrücklich; das Gehirn, meint er, ist nur der Augen wegen in den Kopf gelegt, die andern Sinne alle erst dahin des Gehirns wegen. Die Augen bestehen aus vielen Theilen, alle wirken aber für's Sehen zusammen; die wichtigsten Organe derselben sind die Sehnerven.

Sie bilden das erste Nervenpaar*), sind von allen Sinnes-Nerven die weichsten, gleichen überhaupt am meisten dem Gehirne selbst, daher auch noch kein echter Nerv. Ein jeder von ihnen beiden ist allein mit einem sensiblen Canal versehen, wodurch er schon die Ueberlegenheit seiner Fähigkeit darthut. Der Umstand, dass er allein von allen Nerven hohl ist, soll ältere Anatomen veranlasst haben, diese Eigenschaft allen Nerven zuzuschreiben. Galen giebt übrigens zu, dass es sehr schwer sei, sich von der Existenz dieses Canals zu überzeugen. Die Verstopfung dieses Loches durch verschiedenerlei Ursachen soll allerlei nachtheilige Folgen für das Sehvermögen haben. Es entspringt der Nerv aus dem vordern Theile der Seitenkammern, welche daselbst eine Art Lager, *θαλαμος*, bilden. Dagegen lesen wir V, 613, dass die eigentliche Wurzel der Sehnerven im Unterhorn (Cornu Ammonis nach heutiger Terminologie) zu suchen ist, und Douglas (Bibliographiae anatomicae specimen, Leyden 1734, pg. 22) hebt diese Entdeckung als ein ganz besonderes Verdienst des Galen hervor. Im Verlaufe innerhalb des Gehirns sind die Sehnerven weich, verknüpfen sich noch in der Schädelhöhle mit einander, und bilden so ein ><, „doch soll man ja nicht glauben, dass sie nun ihren Lauf geändert haben, sie haben ihre *πο̜οι* mit einander verbunden**), sonst nur eine Anlagerung, keinen Austausch bewirkt".

Der Nerv. opticus wird nach seinem Austritte durch's Seh-

*) *η πρωτη συζυγια.*

**) „Diess merkt man daran, dass, wenn wir mit einem Auge blinzeln, die Pupille des andern sich erweitert, ebenso wenn das eine Auge geschlossen wird." *περι αιτιων συμπτωματων, βιβ. α' κεφ. β'.* VII. 89.

loch hart, verbreitet sich im Auge, wird daselbst dünner, und stellt dann die sogenannte Netzhaut dar, *αμφιβληστροειδης χιτων* [V, 625*)]; als solche umschliesst er kreisförmig den Glaskörper, *υαλοειδες υγρον*, und geht in die Linse *κρυσταλλοειδες* auch *αυγοειδες υγρον* über. Diese ist das End-Organ des Gesichtssinnes, sie erhält auch die Benennung: *το πρωτον οργανον το της οψεως*. Zu ihr wird durch den Nerv die *πνευματικη ουσια εγκεφαλου* geleitet; die Reize, welche beim Sehact auf die Linse wirken, soll die Netzhaut aufnehmen. Zugleich soll diese aber auch dem Glaskörper Nahrung zuführen, zu welchem Zwecke sie ausnehmend gefässreich ist. Aus dem Blute bildet sich der Humor vitreus, aus diesem der Humor crystallinus. Den Nutzen des *χιασμα* hat dem Galen ein Gott („im Traume") anvertraut**): er sucht ihn darin, das Doppelsehen zu verhindern, sowie auch die Sehfähigkeit des einen Auges zu stärken, wenn das andere geschlossen oder seiner Sehkraft beraubt ist.

Die beiden Hirnhäute, welche sich, wie jedem Hirnnerv, auch dem Nerv. opticus anschliessen, trennen sich in der Augenhöhle, abweichend von dem Verhalten bei den übrigen Nerven-Paaren, und werden, als Schutz für die zarten und doch wichtigen Theile des Auges, zu deren Umhüllungshäuten, Choroidea von der Meninx choroidea und *σκληρα* von der gleichnamigen Meninx. Ausser diesem enthält aber das Auge noch einen harten (Bewegungs-) Nerv in dem zweiten Paare, *δευτερα συζυγια*; er geht zu den Augenmuskeln, deren Vertheilung und Function Galen in unklarer Weise erörtert; auch muss man sich vergegenwärtigen, wie auch Kidd***) hervorhebt, dass die Angaben nur der Zootomie entnommen sind. Nerv. abducens und Nerv. patheticus kennt Galen nicht; über das Verhältniss der Pupille und ihrer Bewegungen zu den Nerven lesen wir ebenfalls nichts, ebensowenig von einer Beziehung der Corpora quadrigemina zum Gesichtssinn.

In Betreff des Gehörsinns hatten frühere Forscher geglaubt, dass die im Kopfe eingeschlossene Luft durch die Stimme erschüttert werde, und so die Schallempfindung entstehe†). Galen lehrt, dass auch diesem Sinne ein Nerv diene,

*) Diese ist dem Hippokrates entgangen, was bei ihrer Zartheit nicht Wunder nimmt. V, 613.

**) *περι χρειας μοριων*. X, 12.

***) op. citat. p. 333.

†) *περι φιλοσοφου ιστοριας, κεφ. κς'*. XIX, 309.

geliefert vom fünften Paare. Marinus spricht hier nur von einem Nervenpaare, während es doch im Grunde zwei sind (Nerv. facialis und acusticus der Neueren). Sie gehen zwar vielfache Verbindungen mit einander ein, entspringen aber nicht aus einer Wurzel. Der Nerv. acusticus soll der vordere Theil sein; gleich indem er das Gehirn verlässt, tritt er mitsammt der Dura mater in den sehr engen Porus acusticus internus ein, in welchem er sich in die Fläche ausdehnt. Er soll härter sein als seine Function erwarten lässt, damit er die durch die Stimme hervorgerufenen Erschütterungen vertrage. Das innere Ende des Gehörorgans, wo der Nerv sich verbreitet, hat eine ähnliche Rolle wie die Krystall-Flüssigkeit im Auge. Der hintere Theil der Conjugatio (Nerv. facialis) geht durch ein Loch, welches die früheren Anatomen „das blinde“ genannt hatten (Canalis Fallopiae), weil sie den labyrinthartig gewundenen Gang, durch welchen der Nerv läuft, nicht durchbohren konnten. Dieser soll sich beim Kiefergelenk mit einem Aste des dritten Paares (Trigeminus) verbinden und sich ganz im Musc. buccinator verästeln (Nerv. temporal. superficialis?). Ausserdem schickt er einen Nerv zur Schläfe, zu den Drüsen, und den andern Theilen, welche im Ohre sind, auch der behaarte Theil des Gesichts bekommt von ihm dünne spinnwebenartige Fasern (Plexus anserinus). Der Geschmack wird von der III. *συζυγια* versorgt.

III. und IV. Conjugatio sollen nämlich früher auch für einen Nerv gehalten worden sein, Marinus habe aber hier richtig die Trennung erkannt; denn, wie hinzugefügt wird, die IV. läuft zum Gaumen. Hier aber ist die Beschreibung entschieden verworren; dass er mit jenen beiden Syzygieen die beiden Wurzeln des Nerv. trigeminus, wie Häser anzunehmen geneigt scheint*), nicht gemeint hat, geht daraus hervor, dass er Nerven als aus der III. Conjugatio kommend beschreibt, welche in Wahrheit aus der vordern Wurzel stammen. Die III. conjugatio soll übrigens entspringen, wo Gross- und Kleinhirn zusammenstossen, die IV. conjugativ gleich hinter ihr; sie vermengt sich bald mit der III., läuft lange mit ihr zusammen, trennt sich aber dann, um sich in die Gaumenhaut zu verzweigen; die IV. soll übrigens klein und etwas härter als die III. sein. Diese soll sich nach dem Austritte aus der Dura mater theilen, ein Theil zusammen

*) Lehrbuch der Geschichte der Medicin, p. 151.

mit dem Nerv. oculomotorius durch das grosse Augenloch (Fissura orbitalis superior) laufen, aber durch ein unter dem Auge gelegenes Loch zum Oberkiefer gehen [Nerv. infraorbitalis, falsch beschrieben*)]. Ein anderer Ast soll sich durch das Loch aus dem Schädel begeben, durch welches der Endast der Art. carotis zum Gehirn aufsteigt. Ich glaube, wir haben hier den III. Ast des Nerv. trigeminus und die Arterie, welche dasselbe Loch benutzt (For. ovale), die beim Menschen nur accessorische Meningea media**) zu verstehen, welche vielleicht bei Thieren, deren Bau der Galenischen Anatomie zu Grunde liegt, eine grössere Entwickelung zeigt. Wenn dann auch die Angabe nicht richtig ist, dass der Nerv gleich zum vordern Theile des Ohres einen kleinen Verbindungs-Ast zur V. Conjugatio (Nerv. facialis) schickt, so stimmt doch die Galenische Angabe, dass sich der Nerv selbst in zwei Zweige spalte, von denen der eine zu den Kaumuskeln geht (Nerv. crotaph.-buccinat.) und das Zahnfleisch, die Zähne und die Gesichtshaut versorge, während der andere Ast zum grössten Theile zur Zunge und zwar zu ihrer äussern Oberfläche gehe (Nervus lingualis) und den Geschmacksnerven darstelle. Uebrigens diene letzterer auch zur Tastempfindung der Zunge, doch kommen im Geschmackssinne viel häufiger Läsionen vor, als in letzterer Function.

Es bekommt die Zunge noch ausserdem harte Bewegungs-Nerven. Diese stammen aus der VII. *συζυγια*, entspringen aus der Verbindungsstelle von Hirn und Rückenmark und sind die härtesten von allen Gehirn-Nerven. Die wenigen Angaben, welche wir bei G a l e n über diesen Nerv finden, müssen uns in ihm den Nervus glossopharyngeus erkennen lassen. Er soll nämlich eine grosse Strecke zusammen mit der VI. *συζυγια* laufen und sich auch mit ihr verbinden (Ramus communicans cum nerv. vago), sich dann von ihr trennen, einen kleinen Ast zu den geraden Kehlkopfsmuskeln schicken (Rami pharyngei?) und sich zum grössten Theile in der Zunge verbreiten***), nachdem er sich

*) Zugleich soll von ihnen aus ein Nerv durch zwei Löcher in dem Knochen gehen, welcher dem Auge und der Nase gemeinschaftlich ist (Thränenbein? Nerv. ethmoidalis?), dann die Nasenwand und den Gaumen zugleich versorgen. III, 747.

**) H y r t l, Lehrbuch der Anatomie des Menschen, p. 733.

***) III, 372. In *περι κρασεως και δυναμεως των απλων φαρμακων βιβ. δ' κεφ ις'* heisst es kurz, dass die Zahl der Zungen-Nerven sechs ist. XI, 669.

im Halse herumgewunden hat. Einen Nervus hypoglossus beschreibt er nicht.

Die VI. συζυγια verlässt den Schädel durch ein Loch, welches am untern Ende der Λ-Naht gelegen ist, hier aber gleich bilden sich aus ihm drei Nerven, welche vielfach mit einander und mit den letztgenannten communiciren [Nervus vagus und accessorius, welche beiden von Galen nicht unterschieden werden, und glossopharyngeus (?)*)]. Diese Nerven laufen bis zum Kreuzbein; am Halstheil geben sie jederseits einen Ast für Schlund und Kehlkopf ab (Ramus pharyngeus und laryngeus superior); am Brust- und Bauchtheile versorgen sie fast alle Eingeweide, und zwar bekommen Oesophagus, Trachea und Lunge einen kleinen Nerven*); doch erhält im letztern Organe nur der dünne Ueberzug die Nerven, daher die Schmerzen bei Affectionen dieser Membran; auch am Herzen bekommt nur der Ueberzug dünne Fasern, bei grösseren Thieren ist es möglich zu unterscheiden, wie sie in die Herzsubstanz selbst gehen. „Es ist der sinnlichen Wahrnehmung entrückt, wie sich die Nerven in der Herzsubstanz spalten.“ Ganz ähnlich ist der Sachverhalt bei der Leber, den Nieren und der Milz. Zur Leber geht der Nerv mit den Gefässen zusammen, er bleibt auf dem Peritoneal-Ueberzuge, weil er ja das Empfindungsvermögen dem Organe selbst durch Fortpflanzung mittheilen soll. Die Leber bedurfte nur eines kleinen Nerven, weil Empfindlichkeit und Bewegungsfähigkeit ihr nicht sehr nothwendig waren. Auch die pulsatorische Bewegung des Herzens ist unabhängig vom Nerv, denn sie findet auch am ausgeschnittenen, von der Verbindung mit dem Gehirn getrennten Herzen statt, dagegen bewegt sich der Magen bei der Verdauung und beim Brechact, pulsirt aber nie. Der Magen besitzt namentlich am Magenmunde sehr grosse Nerven, eben weil er sehr grosse Empfindlichkeit nöthig hatte. Indessen hat die Gallenblase und jede einzelne Darmwindung einen kleinen Nerv. Alle diese Eingeweide-Nerven haben eine ganz besondere Function, nämlich zu fühlen, wenn eine Schädlichkeit auf sie einwirkt, um den Organismus vor dem Verderben zu schützen.

Bei seinem langen Verlaufe ist doch das VI. Gehirn-Nerven-Paar in seiner Lage geschützt, indem es neben dem gewundenen

*) II, 839.

Oesophagus liegt und vor seiner Insertion in den Magen sich um ihn erst aufrollt*). Nach Galen's Angaben hat er selbst den zurücklaufenden Nerven zuerst entdeckt. In der That beschreibt er seinen Verlauf ganz correct**) und vergleicht sein Verhältniss zum Stamme mit dem Hin- und Rücklauf des Wettrenners oder mit einem zu seiner Zeit gebrauchten Heil-Apparate für Beinbrüche. Dieser Nerv. recurrens ist der eigentliche Stimmnerv. Er versorgt alle Kehlkopfsmuskeln mit Ausnahme von sechs, welche vom Nervus laryngeus superior, der mit dem Nerv. recurreus anastomosirt***), und einem Aste des VII. Paares (Nerv. glossopharyngeus, nicht hypoglossus, wie Daremberg p. 502 annimmt), bedacht werden: Die Stimme leidet also, ebenso wie beim Hirndruck, auch wenn der Nerv im peripherischen Verlauf (z. B. durch Geschwülste der Aorta) gedrückt wird; es entsteht dann Stummheit, während Affection der Intercostal-Muskeln nur Heiserkeit bewirkt. Ausser dem Nervus recurrens soll der Brusttheil derselben *συζυγια* den Intercostal-Nerv abgeben. Eine Bezeichnung ähnlich der des Nerv. vagus finden wir nicht, der Nerv. accessorius wird nicht besonders unterschieden. Interessant ist, dass beim Vagus auch die Ganglien erwähnt und so benannt werden, indem das Wort den gleichnamigen Geschwülsten (der Sehnen) entlehnt wird. Galen sagt von ihnen, dass sie dicker als ein Nerv, sonst diesem an Substanz gleich sind; sie sehen wie ein zur Kugelform umgestalteter Nerv aus; man glaubt zuerst, dass sie mit letzterem verwachsen seien, doch gelangt er nur zu ihnen, um sie, freilich grösser als vordem, zu verlassen†). Der Autor beschreibt an dieser Stelle ausdrücklich das Ganglion cervicale superius et inferius und das Ganglion coeliacum.

Es geht aber daraus auch hervor, dass er eine wenn auch nicht ganz klare Kenntniss von dem sympathischen Geflecht hatte, indem er am genannten Orte hervorhebt, dass die Organe der Brust- und der Bauchhöhle von Nerven versorgt werden, welche mitsammt dem Vagus längs der Wirbelsäule fortlaufen und sich auch mit den Rückenmarks-Nerven verbinden.

---

*) βιβ. ζ κεφ. ε. IV, 432.

**) VII, 15.

***) Daremberg, Tome I, p. 503 note, erkennt in denselben mit Recht die Musc. crico- et thyreo-arythaenoidei.

†) IV, 291.

Soweit die Gehirn-Nerven. Die Beschreibung der Rückenmarks-Nerven bedarf fast gar keines Commentars, indem sie der Wahrheit beinahe in allen Stücken entspricht.

Galen beschreibt den Ursprung der Spinal-Nerven, deren Zahl er auf 50 angiebt*), aus dem Rückenmark und ihren Austritt aus dem Wirbelcanal richtig, ohne hier jedoch der Ganglien zu gedenken. Wegen der Vertheilung der Nerven nennt er am letztgenannten Orte das Rückenmark ein zweites Gehirn für die Theile unter dem Kopfe. Er beschreibt die acht Hals-Nerven-Paare, den Ursprung, welchen die Zwerchfell-Nerven in ihnen nehmen, um nach einem durch die Mediastina geschützten Laufe sich im Diaphragma zu inseriren, welches keine Gehirn-Nerven enthält, wie von andern behauptet sein soll**); auch die übrigen Rumpfnerven werden kurz erwähnt, aber im Ganzen richtig; so ist es z. B. nicht ganz genau, wenn er angiebt, dass ein Ast des I. Brustnerven-Paares bis zur Hand auslaufe***).

Von den Arm-Nerven erwähnt er die drei hauptsächlichsten (Radialis, Ulnaris, Medianus), jedoch ohne ihnen die jetzt üblichen Namen beizulegen, hebt die geschützte Lage des Ulnaris zwischen Olecranon und Condylus internus humeri und seine Verzweigung in den kleinen Fingern hervor und bemerkt dabei, dass die wichtigsten Arm-Nerven an der innern Seite der Extremität verlaufen, weil hier die ausgiebigsten Bewegungen geschehen; sie entspringen an der Vereinigung des Hals- und des Brust-Rückenmarkes. Die Haut-Nerven und die kleineren Verzweigungen in der Hand schildert er nicht; ähnlich ist es bei der untern Extremität der Fall; ausdrücklich werden die Nervi crurales et ischiadici beschrieben, auch ohne bestimmte Namen, die Theilung des Nerv. ischiadicus und die End-Verästelung wird nicht besonders hervorgehoben, dagegen werden die Becken-Nerven richtig erörtert.

Ich kann mir nicht verhehlen, dass ein so minutiöses Eingehen auf die Lehren und Irrlehren eines ältern Schriftstellers eben nicht viel des Anziehenden bietet, trotzdem glaubte ich einige Ausführlichkeit nicht meiden zu können, sollte anders der Leser nicht ausser Stand gesetzt werden, sich ein gründ-

*) περι χρειας, lib. XII, cpt. 15; an einer andern Stelle heisst es, dass es deren 60 giebt, ohne dass der Widerspruch aufgeklärt wird.

**) περι χρειας XIII, 5.

***) ibidem, cfr. Daremberg, op. citat. Tom. II, p. 66 note.

liches Urtheil zu bilden oder das unsre für gerechtfertigt anzusehen. Jedenfalls dürfte es nach dem Bisherigen nicht ganz uninteressant sein, auf die Galenische Nerven-Pathologie kurz einzugehen.

C.

Pathologie des Nervensystems.

Wir beginnen mit den allgemeinen nervösen Symptomen.

Der Schmerz ist nach Galen wie überhaupt in der Meinung der Alten ein sehr wichtiges Symptom. Archigenes soll nach dem Zeugniss Galen's aus der Verschiedenheit des Schmerzes den leidenden Theil herausgefunden, wie nicht minder die Art der Affection ergründet haben. Galen erkennt richtig, dass jeder Schmerz seinen Ursprung in den Nerven hat, und zwar nennt er ihn eine lästige Empfindung derselben, wie das Vergnügen eine angenehme ist. Desshalb kann der Schmerz alle Sinne ergreifen, doch kommt er im Gesichtssinne am wenigsten vor, im Geschmack und hauptsächlich im Gefühl tritt er häufig auf.

Was die Entstehung des Schmerzes anlangt, so hatte Hippokrates kurz erläutert: Diejenigen erleiden Schmerz, deren Natur verändert und verdorben wird. (Aphorismen.) Galen fügt hinzu, dass mit dem Ausdrucke: „verdorben wird“ die Schnelligkeit und Grösse des Eingriffs bezeichnet wird. Noch genauer hatte Platon den Vorgang in der Empfindung definirt (im Timaeus): „Jeder Vorgang, welcher wider die Natur jäh und auf einmal eindringt, erzeugt Schmerz, was hinwiederum auf einmal zur Natur zurückkehrt, ist süss, was aber allmälig und nach und nach vor sich geht, erweckt gar keine Empfindung.

Galen schliesst sich dieser Auseinandersetzung an und fügt hinzu, dass auf diese Weise schlechte Gerüche den Geruchssinn, eine rauhe und laute Stimme das Gehör, blendender Schimmer das Auge, Bitteres und Saures, Scharfes und Zusammenziehendes den Geschmackssinn ändere, endlich der Gefühlssinn durch Kälte, Wärme, Stich, Schnitt und Riss alterirt wird. Zugleich macht Galen darauf aufmerksam, dass, wenn wir z. B. durch Entzündung oder andere Processe im Ohre Schmerzen empfinden, nicht der Gehörsinn schmerzt, sondern das Gefühl.

Schmerzen sind zu unterscheiden: 1. Durch die Quantität. Freilich ist es nach ihm nur ein Missbrauch, einen Schmerz grösser als den andern zu nennen, während sie sich beide in der That durch die Qualität unterscheiden.

Sehr gross sind die Schmerzen in entzündeten Theilen, namentlich zur Zeit der Eiterbildung, woselbst auch das Fieber steigt*). Schon Hippokrates hatte im Aphorismus angegeben: „Wenn zwei Schmerzen zugleich obwalten, aber nicht am selben Orte, so verdunkelt der stärkere den schwächern“, und Galen vergleicht es mit dem Kummer, welchen er auch als einen Schmerz bezeichnet: „wenn man mehrere Sorgen hat, so verhindert der grössere Kummer an den kleinen zu denken“, doch hüte man sich vor dem Gedanken, einen kleinen Schmerz durch einen grössern vertreiben zu wollen, denn wenn auch z. B. nach der Ausziehung eines Zahnes sich der Schmerz legt, so ist dies nicht die Folge der Schmerzhaftigkeit der Operation, sondern, weil der schmerzhafte Gegenstand entfernt ist. Ferner muss man Schmerzen 2. nach ihrer Qualität unterscheiden.

Galen tadelt zwar den Archigenes, welcher in seinen Büchern über den Puls sehr spitzfindig disserirt, obwohl es ihm kaum möglich sein dürfte, alle von ihm aufgestellten Arten von einander zu halten, dabei stellt Galen aber selbst verschiedene Arten auf. Er spricht vom erstarrenden, *ναρκωδης*, Schmerz, vom *ελκωδης*, fressenden, welcher nicht nur in der Haut sitzt, sondern sich auch in die Tiefe, bis auf die Knochen erstrecken kann, *νυγματωδης*, stechenden, welcher sich namentlich in der Haut fixiren soll, u. a., ja auch besonders bösartige Schmerzen hebt er hervor, wie sie durch *δηλητηρια* genannte Medicamente oder durch giftige Thiere beigebracht werden sollen. Wenn auch Schmerzen an verschiedenen Orten vorkommen können, so hat doch nicht ein jeder seinen besondern Namen. Auch das Jucken ist nach Galen eine Art Schmerz**); ja auch das Unbehagen, welches acuten Krankheiten vorangeht und sich als Vorläufer des Fiebers einstellt, welches man nicht beschreiben kann, welches aber kein Leser so glücklich ist nicht zu kennen, sei dem Schmerze sehr nah. Schmerz bedeutet entweder eine Trennung

*) *περι των ολου του νοσηματος καιρων*. VII, 445.

**) Er definirt es als einen Kitzel (*κνησμος*) mit wenig Schmerz. XVII, B. 629.

des Zusammenhangs, oder eine schnelle Aenderung, ητοι συνεχειας λυσιν η αλλοιωσιν αθροαν.

Sehr verschieden gestalten sich die Schmerzen nach dem Orte, welchen sie besonders befallen. So kommt der Kopfschmerz nach verschiedenen Anlässen vor und hat bei fiebernden Kranken allein, besonders aber mit andern ähnlichen Symptomen vereint, diagnostische und prognostische Bedeutung, namentlich in Betreff eines zu erwartenden Delirium. Bei denen, welche an Kopfschmerz leiden, können sowohl die Meningen als auch nur das Pericranium afficirt sein; als unterscheidendes Merkmal dient der in ersterem Falle bis zur Wurzel der Augen vordringende Schmerz.

Von den gewöhnlichen Kopfschmerzen, der κεφαλαλγια, unterscheidet Galen noch die κεφαλαια als den chronischen und schwer zu lösenden Kopfschmerz, bei welchem auf kleine Ursachen heftige Paroxysmen auftreten, so dass nicht Geräusch, nicht starke Stimme, nicht grelles Licht, nicht Bewegung ertragen werden. Bei habituellem Auftreten kann auch eine Metastase auf den Magen stattfinden. Ebenso wird die Hemikranie unterschieden, welche gleichfalls sowohl in dem Pericranium als auch innerhalb des Schädelgewölbes ihren Sitz haben kann.

Was er über Augen-, Ohren- und Zahnschmerzen sagt, ist an sich nicht erheblich. Kolik (κωλικη διαθεσις) definirt er als Entzündung des Dünn- und Dickdarms. „Trotz des Namens kann man nicht entscheiden, ob mehr das κωλον oder der Dünndarm afficirt ist.“ Dabei gilt das intermittirende Auftreten von heftigen, mit Athemnoth gepaarten Schmerzen für charakteristisch, sie sollen namentlich im Dünndarm durch Verhaltung von kalten πνευματα entstehen; „es ist wichtig darauf zu achten, dass der Symptomen-Complex nicht etwa durch eine schwere Darmkrankheit bedingt ist“; bei letzteren Zuständen ist die Prognose absolut ungünstig, wenn sie unter dem Bilde der ειλεος genannten Krankheit auftritt, auch χορδαψος, weil in diesem Falle eine Geschwulst in der Gegend des Dünndarms den Eindruck macht, als ob er daselbst wurstartig gewunden sei. Schwierig ist im Beginn die Unterscheidung der Darm-Kolik von der Nieren-Kolik, wie sie namentlich durch Steine bedingt ist, doch trete bei ersterer zugleich mit dem Erbrechen ein grosses Ekelgefühl auf, auch findet eine Retention der Excremente statt, so dass weder Flatus noch Ructus sich entwickeln können; die Schmerzen sitzen dort gewöhnlich höher, als der Lage der Nieren entspricht, doch breiten sie sich öfters über grössere Strecken aus, während die Nieren-Schmerzen mehr an einem Orte fixirt bleiben; bei der Nieren-Kolik bekommt der Urin im weitern Verlaufe ein dickes Sediment (*υποστασιν παχειαν*), indessen kann die Diagnose auch ex juvantibus erleichtert werden, indem bei der Darm-Kolik sich die Laxantien ausserordentlich günstig erweisen.

Während wir die *ισχιας* als einen heftigen, periodischen Hüftschmerz, welcher bis zur Kniekehle und den Waden sich erstrecken kann, definirt finden, lesen wir doch auch in der *εισαγωγη*, dass ihr ursprünglicher Sitz im Gelenke und zwar in den Bändern (*νευρα*), welche die Gelenke zusammenhalten, sei und sich von der Arthritis und dem Podagra nur durch die Intensität unterscheide; sie entsteht durch Blutüberfüllung, vorzugsweise bei verhaltener Menstruation, und soll durch schlechte Säfte und deren Abkühlung bedingt sein. Wir sehen aber, dass Galen eine Affection der Hüft-Nerven in dieser Krankheit nicht annimmt, überhaupt finden wir keine Beschreibung einer Krankheit, welche wir als eine Neuralgie deuten könnten. Therapeutisch werden örtliche Blut-Entziehungen empfohlen. Galen erzählt auch einen Fall, wo Jemand durch eine zufällige Verwundung mit Zerreissung der Arterie von einer vieljährigen Ischias befreit wurde (*περι φλεβοτομιας θεραπευτικον βιβλιον κεφ. κγ'*. XI, 315); doch können Ischias so wie auch Schmerzen in andern Organen, Kolik u. dgl. durch blosse Abführmittel gehoben werden. Auch Brechmittel sollen sich oft nützlich erweisen.

Gegen den Schmerz bewähren sich die Mittel, welche man *ανοδυνα* genannt hat; sie lindern den Schmerz, heben aber auch oft zugleich die Grundkrankheit. Als *κωλικα* werden verschiedene Medicamente wie Hyoscyamus, Schierling, Mohnsäfte, die Rinde der Mandragora-Wurzel aufgezählt, welche wir Narkotica nennen. Letzterer Ausdruck kommt übrigens auch bei Galen vor, worunter er dann alle Schmerzen lindernden Medicamente versteht; ausserdem bringt er uns die verschiedenartigsten Compositionen, welche die Schmerzen in den Organen heben und mehr oder minder Panaceen sein sollen. — Ausser durch derartige medicamentöse Eingriffe soll auch der Schmerz von innen heraus durch einen gelinden Stupor gehoben werden, wie schon Hippokrates kurz ausgesprochen hatte; er versteht darunter eine Aufhebung der Bewegung und der Empfindung, letzteres jedoch nicht in dem Grade wie bei der *αναισθησια*.

Unter der *αναισθησια* versteht Galen im Gegensatz zum Schmerze die vollständige Aufhebung der Empfindung; Bewegung und Empfindung soll nicht immer zugleich aufgehoben sein. In der motorischen Sphäre der *ναρκη* nahe, aber nicht ein so heftiges Leiden ist die *παραλυσις;* man versteht darunter die aufgehobene sensible wie die motorische Fähigkeit, doch vorzugsweise letztere. Man unterscheidet eine Lähmung der natürlichen Functionen, wie die Suppressio urinae und die Stuhl-Verhaltung, und die der willkürlichen Bewegung, welcher in jenem Gebiete das unwillkürliche Abträufeln des Harns und die Sedes insciae entgegenstehen. Die Lähmung der willkürlichen Thätigkeit berücksichtigt Galen vornehmlich. Sie kann die verschiedensten Muskeln befallen, besondere Namen hat sie nur, wenn sie gewisse Gebiete wie die Respiration oder die Stimme befällt, *απνοη* und *αφωνια*. — Die Ursache der Lähmung kann einerseits im Muskel liegen, so soll ein entzündeter oder von einem *σκιρρος* befallener Muskel die Bewegung beeinträchtigen. Hierher gehört auch die Notiz, welche wir in *εις το Ιπποκρατους κατ' ιητρειον βιβ. υπο. γ'* finden (XVIII, B. 647), nach welcher eine forcirte Extension bei Fracturen und Luxationen Ursache von Lähmung werden kann, wie es Erasistratus, der selbst ein Buch über Lähmungen geschrieben hat, bei der Behandlung einer Schultergelenks-Luxation ergangen ist.

Die wichtigere und häufigere Ursache der Lähmung liegt aber in den Nerven, besonders ist die Ursache oft in der Ursprungsstelle der Nerven zu finden. Da die Rumpf- und Extremitäten-Muskeln ihre Nerven vom Rückenmarke beziehen, so wird, wenn das Rückenmark quer durchschnitten wird, eine Lähmung sämmtlicher unterhalb der Schnittstelle wurzelnder Nerven entstehen, sollte die resp. Verletzung des Rückenmarks nur die Hälfte des Organs treffen, so wird die Lähmung halbseitig, der Schnittseite entsprechend sein (s. o. Das Wort Hemiplegie findet man nicht). Indessen auch im Gehirne kann die Ursache der Lähmung sein, als Kriterium dient der Umstand, dass dann auch die Gesichtsmuskeln ergriffen sind, wobei die gelähmte Hälfte nach der andern Seite verzogen ist; doch kann auch ein Theil der Gesichtsmuskeln isolirt gelähmt sein, wie Zunge, Lippe, oder auch von den Extremitäten-Muskeln eine Gruppe allein erkrankt sein; in letzterem Falle ist anzunehmen, dass nur die Stelle, wo die betreffenden Nerven-Wurzeln sich befinden, afficirt ist. — Die Mittel, welche Galen im Allgemeinen gegen Lähmungen empfiehlt, sind sehr complicirt; so gedenkt er in *περι συνθεσεως φαρμακων των κατα γενη*, XIII, 1008 einer Einreibung, unter deren vielen Ingredienzien die Bryonia-Wurzel, Opoponax, Pfeffer die wesentlichen sind; auch der Theriak, Galen's Panacee, wird gegen Lähmungen empfohlen*). — Als Paraplegie unterscheidet er, dem Hippokrates folgend, die nach Apoplexie zurückbleibende vollkommene motorische Lähmung des Gesichts und der Extremitäten bei Erhaltung des Bewusstseins. Wie die Paralysis dadurch entsteht, dass die Facultas, welche den Nerven durch die Muskeln zugeführt wird, „wie ein Vogel, der seine Federn verliert“, schwindet, so entsteht, wenn jene Fähigkeit erhalten bleibt, aber schwach und gering, Zittern. Dieses Zittern als *τρομος* unterscheidet sich vom *παλμος*, indem es nur eintritt, wenn man Bewegungen versucht, dieses auch in der Ruhe Schwankungen hervorruft. Es kann namentlich nach heftigen Phrenitiden zurükbleiben, wie es schon Hippokrates im *Προρρητικον* ausgesprochen hatte. Wir lesen, dass Praxagoras den Tremor und ähnliche Neurosen für Krankheiten der Arterien gehalten habe, indem er sie als Modificationen des Pulses ansah. Als Mittel gegen Tremor finden wir bei Galen wieder sehr complicirte Mischungen, in welchen Opopanax, Galbanum, Weihrauch, Myrrhe, auch Safran die wichtigsten Bestandtheile sind.

Dem Zittern nahe verwandt ist der Krampf, *σπασμος*, so dass man jenes einen Krampf geringen Grades nennen kann. Letzteres Leiden wird in der Art definirt, dass unwillkürlich ein solcher Zustand in nervösen Theilen Platz greift, wie bei den willkürlichen Bewegungen durch den Willensimpuls. Es ist wie alle diese Uebel ein Leiden der Nerven-Centra, und zwar, wenn alle Theile ausser dem Gesichte von Krämpfen befallen sind, so ist der Sitz an der Anfangsstelle des Rückenmarks, wenn das Gesicht mitergriffen ist, so ist das Gehirn der leidende Theil, ähnlich wie bei den Paralysen. Krämpfe können bedingt sein durch Vollsaftigkeit, *πληρωσις*, wie durch Blutleere, welche letztere durch starke Blutungen wie durch zu grosse Ausleerungen eintreten kann. Dies ist z. B. der Fall bei der Cholera, wo namentlich der Wadenkrampf so quälend ist; aus demselben

*) *προς Πισωνα περι θηριακης βιβ. κεφ. ε'.* XIV, 276.

Grunde kann auch der Helleborus bei sonst gesunden Individuen Krämpfe hervorrufen. Kinder bekommen sehr leicht Krämpfe, namentlich zur Zeit der Dentition, Sänglinge insbesondere nicht selten schon durch zu dicke Milch. Solche Krämpfe, welche, wie bei Kindern, sich sehr leicht zu fieberhaften Affectionen hinzugesellen, sind immer sehr bedenklich, während umgekehrt Fieber günstig auf Krämpfe wirken kann. Ueberhaupt sind, wie schon Hippokrates in einem Aphorismus bemerkt hatte, Convulsionen durch Anämie bedingt, prognostisch ungünstig, namentlich wenn zugleich Delirium auftritt. Krämpfe entstehen sehr leicht bei Entzündungen nervöser, oder solchen benachbarter Theile, wie sehr leicht auch bei Wunden, namentlich Quer-Wunden der Nerven. Die Behandlung muss sich im Allgemeinen nach der Ursache richten, daher hat Galen oft durch Blutentziehungen Krämpfe geheilt; als besondere Antispastica werden die Hoden des Bibers (Castoreum) und der Theriak gepriesen. Auch Wein ist oft nützlich, wie er andererseits auch leicht Krämpfe hervorrufen kann. Krämpfe haben je nach den Muskel- und Nerven-Gebieten, welche von ihnen befallen sind, verschiedene Namen. So soll der *κυνικος σπασμος* ein Leiden des Platysma myoides sein, weiteren Angaben über dieses Leiden begegnen wir nicht. So ist der *στραβισμος* ein Krampf der Augenmuskeln, doch wird diese Krankheit auch als eine paralytische in den *οροι ιατροκοι* definirt. So ist die *γονορροια* ein Krampf der Samen führenden Gefässe, jedoch nur wenn mit dem unwillkürlichen Samenflusse Erectionen verbunden sind, wenn nicht, so ist das Uebel nur eine Schwäche der zurückhaltenden Kraft. So ist auch der singultus, *λυγγος*, eine krampfhafte Affection des Magenmundes; ein eigentlicher Krampf ist es nicht, da nach Galen der Magen nicht musculös ist. Besonders werden empfohlen ausser dem Versuche den Athem anzuhalten, Niessmittel, namentlich wenn der Krampf durch Plethora bedingt ist, schliesslich werden noch Sisymbrium, und das Amazonen-Mittel, bestehend aus Cinnamomum, Myrrha, Pfeffer, Anis, Absynth, wie auch Raute, *πηγανον*, Nitrum, Aristolochia, Kümmel, Calamintha, Eppich gepriesen. Dass der Tetanus, der Opistho- und der Emprosthotonus oft erwähnt werden, kann bei einem Arzte eines südlichen Landes kaum Wunder nehmen; sowohl der traumatische (derselbe soll sich namentlich Nerven-Wunden anreihen, oder wenigstens einer Nerven-Entzündung seinen Ursprung erdanken, insbesondere soll er blind endigende Wunden compliciren), als auch die von uns rheumatisch genannnte Form, deren ätiologisches Moment nach Galen die Hitze sein soll. Galen billigt den Hippokratischen Aphorismus, dass Tetanische nach dem 4. Tage ihrer Krankheit der Todes-Gefahr entronnen sind.

Dass übrigens bei Galen τετανος nicht immer als eine Bezeichnung für die specielle Krankheitsform anzusehen ist, sondern oft nur für eine allgemeine Erstarrung gebraucht wird, kann man daraus schliessen, dass τετανος sowohl durch übermässigen Genuss von Wein, als auch bei den durch Kälte Gestorbenen (Erfrorenen) beobachtet wird. Auch die leichtere Form, der Trismus, der Krampf der Kaumuskeln, wird erwähnt. Ebenso wird die vielgestaltige Neurose, die Hystérie berücksichtigt. Galen betont die von Alters her gepredigte Lehre, dass das Leiden seinen Grund in Uterin-Störungen habe, denn es wird namentlich bei Wittwen und Dysmenorrhoischen beobachtet, dass insbesondere die Ehelosigkeit ätiologisch wichtig sei. Von den vielfachen Symptomen beschäftigt ihn am meisten die hysterische Erstickung, πνιξις. Es ist darunter nicht etwa bloss der Globus hystericus zu verstehen, sondern ein vollständiger Zustand von Verzückung oder wenigstens der höchste Grad der Aphonia hysterica, in welchem die Kranken den Todten ganz ähnlich sehen, die Respiration nicht mehr zu vernehmen ist, wenngleich sie nicht etwa gänzlich stockt („sie soll noch durch die Arterien geschehn“). Die hysterischen Krämpfe sollen günstige Prognose geben, bei heftigen Entzündungen des Uterus aber, wenn sie durch Trauma, Suppressio mensium, Erkältungen, nach Aborten entstehen, gefährlich sein.

Diesen Neurosen schliesst Galen endlich noch den ϱιγος an, worunter aber einfach der Schüttelfrost zu verstehen ist, denn es soll ein über den ganzen Körper sich erstreckender τϱομος sein, mit anomalen, unwillkürlichen, unregelmässigen, „ataktischen“ Bewegungen. Der diagnostische Werth des Schüttelfrostes als Beginns vieler febriler Krankheiten, namentlich der Tertianen und Quartanen, der καυσοι, schlägt Galen hoch an. Er leitet ihn davon ab, dass gelbe Galle aus den Gefässen in die Muskeln dringe; auch billigt er den Hippokratischen Ausspruch, wonach er oft kritisch auftrete, andererseits aber, wenn ohne Fieber-Nachlass bei sehr heruntergekommenen Kranken, prognostisch sehr ungünstig sei. Dass Galen auch den pyämischen Schüttelfrost wohl kannte, kann man daraus schliessen, dass er ριγος auftreten lässt, wenn Entzündung in Eiterung übergeht, bei Abscessen, nach Wunden, und dass er besonders bemerkt, dass es ein sehr ungünstiges Zeichen sei, wenn bei Abscessen ein Schüttelfrost mit Fieber auftritt; solche Kranke genesen selten. Die eigentliche Ursache des Schüttelfrostes sei immer im Nerven-Central-Apparate zu suchen.

Vom Schwindel, *δινος*, unterscheidet er den *σκοτοδινος*, auch *ιλιγγος*, wenn zugleich das Gesichtsfeld neblig getrübt ist. Es ist natürlich auch ein Gehirnleiden, die primäre Ursache ist oft im Magen, was bei der innigen Nerven-Verbindung dieser beiden Organe nicht befremden kann; im letztern Falle ist zugleich Nausea und Herzklopfen vorhanden. Auch Stagnation des Blutes ist häufig das ätiologische Moment; Blut-Entziehungen, namentlich am Ohre, auch der Theriak werden empfohlen. Dass die Epilepsie, „dieser Krampf des ganzen Körpers", häufig erwähnt wird, kann gewiss nicht Wunder nehmen. Galen vergleicht die diese Krankheit verursachende Affection der motorischen Nerven mit der *αγρυπνια* der sensibeln. Er erkennt sie als ein Hirnleiden an, insbesondere, weil so vielfache Betheiligung des Sensorium in ihr sich kund giebt. Die Einsicht, welche Galen und die Alten überhaupt in das Verhältniss der Fallsucht zu den ausgebildeten Geisteskrankheiten hatten, habe ich schon a. a. O. auseinandergesetzt. Die Ursache der Epilepsie kann primär im Gehirn selbst sich finden, oft ist aber das Grundübel ein Magenleiden, wie z. B. bei denen anzunehmen ist, bei welchen die Krampf-Anfälle durch Fasten erzeugt werden. Bei letzteren ist eine rein diätetische Cur die zweckmässigste. Zuweilen kann auch ein entfernteres Organ das primär befallene der Epileptiker sein, bei diesen soll dann die Aura, *αυρα ψυχρη*, recht deutlich empfunden werden. Sie soll vorzugsweise eine Krankheit des Kindesalters sein und die Pubertät dann nicht selten heilsam wirken; ausserdem soll eine Naturheilung manchmal durch Quartan-Fieber eintreten. Die Anfälle selbst werden kurz und treffend geschildert Die Therapie ist im Allgemeinen die der Krämpfe. Aus der Menge abenteuerlicher Heilmittel, welche besonders anzuführen nicht nothwendig, kann man ersehen, dass auch er nicht glücklich in der Behandlung jener furchbaren Krankheit gewesen ist; hält er doch auch das Tragen von Gichtrosen-Wurzel allen Ernstes für erspriesslich. Oft sollen Abführmittel allein zur Heilung genügen, weil sie das supponirte *φλεγμα* der Gehirnkammern ableiten können; da Blut-Stagnation zuweilen ätiologisch bedeutsam sein soll, so können auch allgemeine Blutentziehungen nützlich sich erweisen. Der Theriak, die Anthyllis, die Aristolochia clematitis werden gleichfalls gepriesen, die *σκιλλα* soll die Anfälle seltner machen, namentlich der *οινος σκιλλιτικος*. In den Anfällen selbst, an welchen übrigens auch der Grammatiker Diodor gelitten hat, können Riechmittel dienlich sein. Die äussere Lebensweise, wie sie sich namentlich für jugendliche Patienten empfiehlt, findet sich in umständlicher Erörterung in dem Buche *τῳ επιληπτικῳ παιδι υποθηκη*.

Die *καταληψις* wird definirt als: *αναισθησια ψυχης μετα πηξεως του παντος σωματος* (*οροι ιατρικοι*, XIX, 414); sie soll ein Leiden des hintern Theils des Gehirns sein. Ein weiteres Krankheits-Bild suchen wir vergebens. Eine Mischung von Phrenitis und *καταληψις* soll die *τυφωμανια* darstellen. Den *κατοχος* definirt Galen kurz als Paralyse der *φανταστικη ενεργεια*. Von den Schädelbrüchen erwähnt er, dass sie oft auf die Meningen drücken, dann galliges Erbrechen hervorrufen und die Trepanation indiciren. Bei den Wunden der Meningen soll sich nach Archigenes die Calaminthe bewähren, zugleich soll man purgiren lassen. Hirn-Wunden sind stets sehr gefährlich; sind die Ventrikel lädirt, ist der Kranke verloren. Wenn der eingedrückte Knochen Hirn und Meningen drückt, so tritt tiefe Benommenheit und Anästhesie auf. Galen schildert die Erscheinungen der Commotio cerebri. Das Rückenmark leidet oft durch Compression, welche durch Lage-Veränderung, Luxation der Wirbel bedingt wird; solche Luxationen kommen durch Traumen sowie auch durch „*φυματα απεπτα*" verursacht vor*). Ich kann nach sorgfältiger Prüfung aller Stellen, in welchen Galen dieses Wort anführt, es nur als Bezeichnung jedweder harten, mehr disseminirt auftretenden Geschwulstform auffassen. Die Lähmungs-Erscheinungen sind dann verschieden, je nachdem verschiedene Nerven-Ursprünge getroffen sind, so dass je höher nach oben um so gefährlicher, weil dann die Wurzeln der Athmungs-Nerven getroffen werden. Je geringer die Diastase der Wirbel, um so geringer die Gefahr. Die *συναγχη*, welche Hippokrates bei Kindern nach Luxationen der Halswirbel beschrieben, hat Galen selten zu Gesicht bekommen.

*) VIII, 247.

Wunden der peripherischen Nerven bedingen sehr leicht Ohnmachten. Es ist bei Nerven-Wunden von Interesse zu unterscheiden, ob sie quer oder längs getroffen sind, ob die bedeckende Haut mit zerstört ist oder nicht, in ersterem Falle müssen mildere Mittel angewendet werden. Mit grosser Ostentation wird erzählt, wie er einen Nerven-Verletzten geheilt hat, an dem die Kunst der „ιατϱοι κατα την αυλην“ gescheitert war*). Er spricht öfters von Entzündungen, Oedemen, selbst Skirrhen der Nerven, ohne dass etwas Bestimmtes daraus ersichtlich wird. Der Begriff der Apoplexie ist bei ihm nur ein klinischer: er erklärt sie für die Folge einer Schleimanhäufung in den Gehirnkammern. Wir finden gar keine Stelle, an welcher von einer Hirn- oder Rückenmarks-Blutung nicht traumatischen Ursprungs die Rede ist. Die Schwere des apoplektischen Insultes soll nach der Affection der Athem-Werkzeuge ermessen werden, der Tod der Apoplektiker durch Aufhebung der Respiration erfolgen. Galen nimmt vier verschiedene Arten Hydrocephalos an, ohne gerade die Ansammlung von Flüssigkeit in den Hirn-Ventrikeln hervorzuheben; sie befindet sich entweder zwischen Hirn und Meningen, oder Meningen und Knochen, Knochen und Pericranium, oder zwischen letzterem und der allgemeinen Decke. Die Flüssigkeit selbst soll entweder Wasser oder hefiges Blut (τϱυγωδες αιμα) sein.

Wir haben im Vorhergehenden die Hinterlassenschaft Galen's geprüft, soweit sie die Lehre von gesunden und kranken Nervensysteme betraf, und somit das ursprünglich uns gesteckte Ziel erreicht. Der Vollständigkeit halber glauben wir nicht unterlassen zu können, als Anhang an die Abschnitte von der Galenischen Anatomie und Physiologie eine kurze Betrachtung der Forschungen seiner Nachfolger auf diesem Gebiete zu knüpfen; wir können dabei freilich nicht beabsichtigen, eine Geschichte der Anatomie oder der Schriftsteller, welche sich ihr besonders gewidmet haben, vorzuführen. Von der langen Reihe der Anatomen, wie sie die Geschichte von dem Untergange der altclassischen Heilkunde an bis auf die neueste Gestaltung jener Wissenschaft kennt, genügt es eigentlich, nur bei wenigen zu verweilen. Zunächst schien das Studium der Schriften von Saliceto und von Richardus Anglicus ergebnissreich zu sein; hatten sie sich doch mit Eifer der Anatomie hingegeben, freilich fast nur in

*) XIV, 625, Zunftgelehrte.

den Fusstapfen Galen's, ohne viel weiter als er selbst zu gelangen; für die Neurologie liefern sie gar nichts. Viel bedeutungsvoller ist Alexander Benedictus. Nach dessen Historia, de partibus corporis humani libri muss man schon annehmen, dass er hie und da menschliche Leichname zergliedert habe. Die Könige, welche lebende Verbrecher zu derartigen ärztlich-experimentellen Zwecken preisgeben, tadelt er, hingegen giebt er an, was für Leichen man besonders aussuchen, zu welcher Zeit man seciren sollte, Anleitungen, welche bald darauf von Fernel viel genauer specialisirt wurden, indem dieser auch Anweisungen zur Obduction der einzelnen Körper-Regionen entwirft. Benedictus schliesst sich eng an Galen an. In Betreff der Nervi sind seine Begriffe noch nicht geläutert; die Ligamente und Gelenke sollen „nervorum naturam" haben; der Penis ist mit dem Pecten durch nervöse Connexionen und harte Nerven verbunden (cpt. XVI); schliesslich scheint der Verfasser die Ligamente als Nervi, welche vom Herzen entspringen, den eigentlichen vom Gehirn und der Medulla entspringenden entgegenzusetzen. Im Uebrigen ist die in gutem, verständlichen Latein entworfene Beschreibung des Central-Nervensystems und der peripherischen Nerven von der Galenischen nur wenig unterschiedlich. Es werden sieben *συζυγιαι* von Hirn-Nerven beschrieben: 1. Opticus, 2. Auditorius, 3. Olfactorius, 4. Palatinus, 5. Trigeminus, 6. und 7. Vagus und Accessorius. Merkwürdiger Weise ist er noch der Meinung, dass auch von der Hirnhaut Nerven entspringen: so soll der Gehör-Nerv in der Meninx wurzeln, der Vagus jedoch nur aus Hirnmasse bestehn.

Fernel, welcher im ersten Buche seiner Physiologie genaue Vorschriften für Dissectionen giebt, schliesst sich in seiner Nervenlehre im wesentlichen an Galen an; zu bemerken ist nur, dass die Beschreibung der Verästelung des Nerv. trigeminus etwas ausführlicher bei jenem angetroffen wird.

Helmont kann füglich bei einem flüchtigen Blick auf die Entwickelung der Kenntnisse von der Anatomie und Physiologie der Nerven übergangen werden. Er definirt den Nerven kurz als: organum dilativum imperii voluntarii, at non proinde executivum motus volontarii*).

---

*) Katarrh, deliramenta 57, Francofurti 1682, p. 427.

Vesalius, welchem doch die Anatomie so viel verdankt, und welcher als der eigentliche Gründer der neueren Zergliedernngskunde angesehen werden muss, hat eigenthümlicher Weise gerade der Neurologie verhältnissmässig das geringste Maass seiner Forschungen gewidmet. Während er doch sonst auf Grund sorgfältiger Untersuchungen menschlicher Leichen Irrthümer aufdeckt, welche sich seit Galen's Arbeiten in die Wissenschaft eingeschlichen hatten, zeigt er sich gerade bei der Nervenlehre in so manchen Vorurtheilen befangen. Freilich nimmt er auch hier nicht alles überlieferte auf Treu und Glauben hin; so bekämpft er in seinem Hauptwerke: „de fabrica corporis humani" die Ansicht, dass es im Gehirn ein (Galenisches) Wundernetz gebe, sowie, dass die Augen-Nerven hohl seien. Dagegen unterscheidet er noch harte und weiche Nerven. Die Sinnes-Nerven möchte er als eine besondere Klasse getrennt sehen, wobei er noch hervorhebt, dass der Nervus opticus gleichsam wieder ein Nerv für sich sei. Das Principium medullae ist in der Schädelhöhle gelegen. Das Tuber mamillare hat mit dem Geruchssinne nichts zu schaffen. Der Trigeminus ist der Geschmacks-Nerv; die Schilderung seines Verlaufes ist unklar; die kleine Wurzel dieses Nerven will Vesalius als einen besondern Nerven beschrieben wissen. —

Realdus Columbus scheint der Neurologie ganz besondere Aufmerksamkeit geschenkt zu haben.

In: „de re anatomica" lib. VIII (p. 246) schildert er in breiter Ausführung die Bedeutung des Gehirns im Allgemeinen. Er hebt die Bewegungen des Hirnes als Systole und Diastole ganz parallel den Herz-Bewegungen hervor; zu diesem Zwecke sollen die Gyri ihre Structur erhalten haben; deren vermeintliche Bedeutung für die Würdigung der Intelligenz des Individuums leugnet er wie Galenus, führt auch dessen Gegengrund an (Verhalten beim Esel!). Die Bewegungen des Gehirns will er sehr häufig bei Verwundeten gesehen haben. Die graue Rinden-Substanz unterscheidet er noch nicht. Die Dura mater besteht nach ihm aus zwei Häuten, doch scheint er nicht etwa unter deren innerer Fläche die Arachnoidea der Späteren zu verstehen. Die Schilderung der einzelnen Hirntheile ist im allgemeinen nach Galenischem Muster. Die Zirbeldrüse wird mit einem Penis verglichen und dabei bemerkt, dass sämmtliche Geschlechts-Organe im Gehirne repräsentirt seien. Realdus tadelt den Vesal, weil dieser das Infundibulum für einen Theil der Pia mater selbst gehalten hat

(p. 355). Die Substanz des Kleinhirns isi nicht, wie Galen angiebt, hart; die Vermes cerebelli werden beschrieben. Auch soll, ganz im Widerspruche mit Galen, der „ja kein Orakel", kein Nerv aus dem Kleinhirn entspringen, die Hirn-Nerven haben sämmtlich ihre Wurzeln an der Basis in der Nähe des III. Ventrikel. Das χιασμα nervorum opticorum ist auch nach Réaldus beim Menschen eine blosse Anlagerung, bei den Vögeln eine wahre Kreuzung der Augen-Nerven. Gegen Galen beweist er, dass kein πορος im Sehnerv ist. Von dem zweiten Nerven-Paare (Oculomotorius?) lässt er einen Zweig zu den Schläfenmuskeln gehen und leitet davon die sympathischen Erkrankungen beider Muskel-Gebiete ab. Die Verzweigung der Gehirn-Nerven ist im Allgemeinen interessant geschildert; bei der Beschreibung des Gehör-Nerven theilt er mit, dass er nebst Carpus die Gehörknöchelchen zuerst aufgefunden hat. Als einen zuerst von ihm beschriebenen Nerven schildert er den N. trochlearis, vielleicht auch den N. abducens, welcher von den Nates (der Corp. quadrigemina) entspringen soll.

Das Rückenmark ist nach ihm ein verlängertes Gehirn; es soll am vordern Theile des Hirns entspringen und die Quelle vieler eigentlichen Hirn-Nerven sein.

Von der Beschreibung des Verlaufes der Rückenmarks-Nerven ist hervorzuheben, dass Realdus auch zwei Haut-Nerven des Oberarms sehr gut schildert, dass er beweist, wie nur 11 Paare Thoraxnerven vorkommen, dass es nirgends einen unpaaren Nerven, auch nicht am Ausläufer des Rückenmarks giebt, dass er schliesslich die sensible Anästhesie für eine Affection der Haut-Nerven, die motorische Paralyse für ein Leiden der Muskel-Nerven erklärt, wie es denn auch keinen Muskel ohne Nerv giebt.

Fallopia ist, so werthvoll auch sonst seine anatomischen Leistungen sind, welche ihm die Unsterblichkeit sichern, gerade für den vorliegenden Gegenstand weniger bedeutungsvoll. Was aus seinen „Observationes anatomicae" in Betracht käme, ist etwa Folgendes:

Er unterscheidet noch dreierlei Nerven: 1) die eigentlichen Organe der willkürlichen Bewegung; 2) Chordae (Sehnen); 3) diejenigen, welche die Ligamenta darstellen. Die Schädelknochen beschreibt er vorzüglich. Er führt an, dass von den Hirn-Nerven nur die Optici eine von den Hirnhäuten herrührende Umhüllung besitzen. Das dritte und vierte Nerven-Paar stellen nach ihm nur ein Paar vor (N. trigeminus), dessen Verzweigungen meisterhaft beschrieben werden, wobei Vesal, von welchem Fallopia sonst mit grosser Verehrung spricht, mehrfach berichtigt wird. Auch er will den N. trochlearis zuerst entdeckt haben. Das Ganglion des Nervus vagus beschreibt er und erwähnt, dass es ihm nie gelungen ist, einen Zweig dieses Nerven zu den Nieren oder dem Ulterus verlaufen zu sehen. Noch statuirt er keinen Unterschied zwischen Empfindungs- und Bewegungs-Nerven.

Lancisi kommt für die Neurologie durch sein Werk: „de subitaneis mortibus" in Betracht. Hier sucht er zu beweisen, dass die einzigen unpaaren Organe des Gehirns, das Corpus callosum und die Zirbeldrüse, als die Organe der Seelenthätigkeit anzusprechen sind. Indem er deren normale Structur, die Verbindung dieser Theile mit den Wurzeln der meisten Hirn-Nerven, sowie einige pathologisch-anatomische Vorkommnisse in denselben auseinandersetzt, liefert er zugleich eine Schilderung der Faserung in jenen Organen, wie sie gleich erschöpfend von keinem Frühern entworfen und welcher auch gegenwärtige Forscher wesentliches makroskopisches kaum hinzufügen könnten. Er illustrirt die Lehre vom Bau zum Theil durch einige leicht verständliche Zeichnungen. Die graue Rinden-Substanz des Gehirns unterscheidet er ganz genau.

Einen besonders hohen Rang nimmt in der Geschichte der Anatomie, Physiologie und, wie ich hinzufügen kann, der Pathologie des Nervensystems Th. Willis ein, mit dessen Citirung wir denn auch unsere kurze Rundschau beenden.

Willis' Beschreibung vom Bau des Gehirns und vom Verlauf der peripherischen Nerven ist nicht bloss um vieles besser als die Schilderungen aller Früheren, sondern auch, wenn man von einigen vorgefassten physiologischen Anschauungen und Vorurtheilen, sowie von manchen anatomischen Ungenauigkeiten, z. Th. geradezu Unrichtigkeiten absieht, für lange Zeit mustergiltig. Es kann nicht unsre Aufgabe sein, bei jedem einzelnen Abschnitte seines anatomischen Hauptwerkes: „Cerebri anatome nervorumque descriptio et usus" zu zeigen, wie sehr seine Angaben von denen seiner Vorgänger durch Gründlichkeit und Umsicht vortheilhaft abstechen, und zu erwägen, ob sie durch die geläuterten Forschungen der Späteren bestätigt wurden. Herausheben möchten wir nur Folgendes: Willis' Gehirn-Untersuchungen sind wesentlich auch vergleichend-anatomische und in längerer Auseinandersetzung verweilt er bei der Beschreibung der Structur-Verschiedenheit einzelner Theile nach den Thierclassen. Er unterscheidet scharf die graue Rindenschicht und erklärt sie zuerst für den Theil, in welchem man den Sitz der Verstandeskräfte zu erkennen habe, indem er von ihr u. a. sagt: „hic spiritus animales procreant;“ bekanntlich spielt der „spiritus“ als Bedingung alles normalen und krankhaften Geschehens im Organismus eine bedeutende Rolle in Willis' Lehrgebäude. Von einzelnen Hirn-Theilen beschreibt er besonders genau das Septum pellucidum, die Prominentia lentiformis, die Pedunculi cerebri, wenngleich er letzteren Ausdruck selbst nicht gebraucht, weiterhin die Pyramiden der medulla oblongata, die Corpora striata. Letztere zum Theil in Gemeinschaft mit den Thalami optici erklärt er für die Centra der Empfindung, indessen schreibt er ihnen auch eine Bedeutung für die Innervation der willkürlichen Bewegung zu. Diese überhaupt hält er für eine ausschliessliche Domäne des Grosshirns und verlegt in das Kleinhirn die Regulirung der unwillkürlichen Bewegung. Es geht aus verschiedenen Stellen seines Werkes hervor, dass er dasjenige, was wir gegenwärtig als Reflex und als Mit-Bewegung bezeichnen, genau beobachtet und verfolgt hat, wenn er auch in deren eigentliche physiologisch-anatomische Begründung noch nicht eingedrungen ist. Merkwürdiger Weise scheint Willis für das Zustandekommen jener eigenthümlichen (Reflex-) Bewegungen die Functionirung der Nerven-Centra für durchaus unwesentlich zu halten; und, während wir auf die Nähe des Ursprungs vieler Nerven-Gebiete im Gehirne und Rückenmark selbst das grösste Gewicht legen, betont Willis meist die peripherische Anlagerung vieler Nerven-Fasern und deren vielfache Verbindungen im extracraniellen Verlaufe, als welche er insonderheit die von ihm recht treffend geschilderten Ganglia im sympathischen Geflecht hervorhebt; jenes Zusammenwirken verschiedener Nervengebiete bezeichnet er häufig mit dem Worte: *συμπραξις*. Den Gefäss-Verlauf im Gehirne hat er musterhaft, mit ganz besonderer Berücksichtigung der Varietäten bei den verschiedenen Thierclassen beschrieben. Er empfiehlt zu solchen Studien als unentbehrlich die Injectionen (mit Liquor atratus); die mit seinem Namen verewigte Verbindung der beiden grossen arteriellen Ströme im Gehirne, welche freilich schon Galen erwähnte, giebt von den Erfolgen seiner bezüglichen Untersuchungen Kunde; vom Rete mirabile weist er nach, dass es beim Menschen und mehreren höheren Thierclassen fehlt. In Betreff seiner Kenntnisse der einzelnen Nerven ist erwähnenswerth, dass er eigentlich zuerst den Olfactorius als einen besondern Nerv beschreibt, und dessen centralen Verlauf bis zu den Gehirn-Kammern verfolgt; er soll hohl sein. Willis unterscheidet zehn Nerven-Paare, wobei man zu berücksichtigen hat, dass er den Facialis und Acusticus, wiewohl er deren Trennung für wünschenswerth hält, doch der alten Ueberlieferung treu als Portio dura und mollis eines Stammes beschreibt und ausserdem den N. glossopharyngeus nicht besonders erwähnt. Als den Geschmacks-Nerv betrachtet er den Zungenast des N. trigeminus, dessen Verzweigungen er gründlich studirt hat. Als ersten Ast des Quintus beschreibt er den Complex von Nervenfasern, welchen wir als überwiegend von der Radix brevis gebildeten dritten Ast ansehen. Der Bewegungs-Nerv der Zunge, dadurch zugleich der Sprach-Nerv ist ihm der N. hypoglossus; den Stimm-Nerv, als Ast des Vagus, beschreibt er recht genau. Das in letzterem vorkommende Ganglion wird besonders erwähnt; beim N. accessorius spricht er seinen Zweifel aus, ob er vielleicht zu den Rückenmarks-Nerven zu zählen sei; das VIII. Paar nach Fallopia nennt er als IV., wobei es bis heute verblieben ist. Die Nervi optici hat er nur bis zu dem Thalamus verfolgt; die Corpora quadrigemina beschreibt er genau. Auf die Wichtigkeit des N. facialis, in dessen Gebiete so viele (Reflex- und Mit-) Bewegungen vorkommen, für die Mimik weist er mit Nachdruck hin. Interessant ist zu lesen, wie er auch schon experimentell zu erforschen bestrebt war, in welchem Verhältniss die Bewegungen des vom N. vagus versorgten Herzens zum Nervensysteme überhaupt stehen*). Er unterband zu diesem Zwecke bei einem Hunde den Hals-Stamm des Nervus vagus; es traten Stimmlosigkeit, krampfhafte Bewegungen in den Hypochondrien und „magnus cordis tremor“ (frequente, wenig kräftige Herz-Contractionen?) auf; dann lag das Thier wie leblos da, starb aber nicht, auch als die unterbundenen Nerven durchschnitten wurden. Es lebte mehrere Tage, bis es durch mangelhafte Aufnahme von Nahrungsmitteln zu Grunde ging. Die Section wies grosse Gerinnsel im Herzen und in den Gefässen nach, was Willis etwas unverständlich als bedingt durch den

*) Nervorum Descriptio, cpt. XXIV (p. 86).

Mangel der gewohnten Bewegungen in den Präcordien, indem der Zufluss des Spiritus animalis fehle, erklärt.

Die Verzweigungen der Rückenmarks-Nerven schildert Willis nicht speciell, weil mühsam und langweilig (summi taedii); desto genauer geht er in die Vertheilungen des Sympathicus ein. Dessen einzelne Plexus berücksichtigt er besonders; der Cervical-Plexus soll fast nur beim Menschen deutlich ausgeprägt sein; damit bringt er den Umstand in Zusammenhang, dass er ihn als einzigen Obductions-Befund bei einem Blödsinnigen besonders klein gefunden hat; den Globus hystericus will er als einen Krampf im Gebiete des Plexus mesentericus aufgefast wissen. Zum Schlusse ist noch anzuführen, dass er die Hüllen des Gehirns und des Rückenmarks fast ganz wie die neueren Autoren schildert, die Dura mater soll beim Niessen sich contrahiren und falten!

Den Nervensaft hält Willis für das eigentliche Agens der Nerven-Functionen.

Wenn wir schliesslich zum Ausgangspuncte unsrer Betrachtungen zurückkehren und ein Urtheil über die Leistungen Galen's in der gesammten Lehre vom Nervensystem abgeben sollen, so sprechen wir uns zunächst dahin aus, dass die Nerven-Pathologie eine der schwächsten Seiten seiner Forschungen darstellt, dass aber der Fleiss, der Scharfsinn, die Experimentir-Gewandtheit, deren Ruf Galen auf immer an seinen Namen geknüpft hat, in keinem Gebiete der Wissenschaften, welchen er sich mit Eifer zugewendet hat, so reiche Früchte wie in der Lehre vom Bau und von den Functionen des gesunden Nervensystems getragen hat. Freilich trübt er nicht selten den Glanz der Beobachtung und des Experimentes durch Hineintragen weit hergeholter Erklärungen, Schlüsse, Analogieen und sucht, während er selbst sich einer Weitschweifigkeit seltenen Grades hingiebt, die Verdienste seiner Vorgänger zu verdunkeln, aber, soweit wir nach den uns erhaltenen Bruchstücken urtheilen können, müssen wir bekennen, dass Galen alle andern ärztlichen Forscher des Alterthums auch auf diesem Gebiete weithin überstrahlt, und mit Recht wird die Geschichte in der glänzenden Reihe der medicinischen Arbeiter aller Zeiten stets ruhmvoll verzeichnen einen

Claudius Galenus von Pergamus.

Gedruckt bei E. Polz in Leipzig.

Für practische Aerzte und Studirende.

Indem Vf. sein Lehrbuch Virchow gewidmet, hat er zugleich in Bezug auf die Bearbeitung desselben die leitenden Grundsätze präcisirt, und so finden wir denn auch die pathologische Anatomie und die Histologie der Krankheiten in eingehendster und gründlichster Weise gewürdigt, u. zwar gestützt nicht allein auf Daten und Angaben Anderer, sondern auch auf eigene anatomische und mikroskopische Untersuchungen. Eine eigenthümliche u. sehr empfehlenswerthe Seite dieses Lehrbuches ist die zwar spärliche, aber sorgsam ausgewählte Casuistik, welche in fast zu prolixer Weise von englischen und französischen Autoren, dagegen meist ganz und gar nicht von deutschen Autoren berüksichtigt wird. Nicht allein aber haben wir die Präcision und Genauigkeit anzuerkennen, mit welcher die Anatomie, Aetiologie und Symptomatik einer jeden Krankheit dargestellt werden, sondern ganz besonders heben wir auch die concise u. praktische Weise hervor, mit welcher die Behandlung bei Vermeidung des Wustes verwirrender Heilmethoden kurz, bündig und belehrend gegeben wird; die Maasse und Gewichte sind durchweg nach dem neuen Decimalsysteme angeführt. Einzelheiten lassen sich schwer aus einem Lehrbuche der praktischen Medicin wiedergeben, aber aus dem Inhaltsverzeichnisse wird man schon erkennen, dass keine irgendwie wichtige u. beachtenswerthe Krankheit, selbst in ihrer Erkennung der neuesten Zeit angehörend, unberücksichtigt geblieben ist. Der Vf. hat ein praktisches Buch für praktische Aerzte gegeben, und wir erwarten mit Spannung die Vollendung des ganzen Werkes, um dann unser Urtheil vielleicht in etwas eingehender Weise noch näher darzulegen.

Schmidt's Jahrb.

Der Verf. hat sich die Aufgabe gestellt, vom Standpunkte des Praktikers aus für praktische Aerzte zu schreiben. Dies ist ihm vollkommen gelungen. Vor allen Dingen hat er verstanden die rechte Mitte einzuhalten, ohne in die trockene Oede des Compendiumtones zu verfallen; seine Darstellung ist eine klare, die Krankheitsbilder sind gedrängt, doch umfassend und scharf pointirt; tüchtige eigene Erfahrung neben genauer Kenntniss der Literatur prägt sich in jedem Capitel aus. Auf die pathologische Histologie ist vom Verf. besondere Rücksicht genommen und durch die sorgfältige Bearbeitung derselben erhält die Arbeit einen besonderen Vorzug. Am therapeutischen Theile erkennt man den gewiegten Praktiker und wissenschaftlich tüchtigen Arzt. Die Beifügung einzelner wichtiger Krankheitsgeschichten kann man nur billigen. Wenn es dem Verf. gelingt, den zweiten Band in demselben Geiste, mit gleicher Umsicht und Sorgfalt zu vollenden, dürfen wir in dem Werke eine wesentliche Bereicherung unserer Literatur begrüssen, ein Lehrbuch, welches sich den besten würdig anreiht. Die Ausstattung ist eine lobenswerthe.

Liter. Centralbl.

Die Erwartungen, zu denen uns der Inhalt der bisher erschienenen Abtheilungen des Kunze'schen Lehrbuches in Betreff ihres Nachfolgers berechtigten, sind durch die Schlusslieferung desselben in der befriedigendsten Weise erfüllt worden, und so empfehlen wir denn dieses practischste der uns bekannten Lehrbücher allen Collegen, welchen es darum zu thun ist, einen zuverlässigen und umfassenden Wegweiser für ihre practische Laufbahn zu besitzen. Dem Buche liegt ein reicher Schatz von eigenen Studienresultaten und Erfahrungen des rühmlichst bekannten, durch einen wahren Bienenfleiss sich auszeichnenden Hallenser Practikers zu Grunde, welche derselbe mit den Forschungsergebnissen der hervorragendsten Fachgelehrten und den vielfachen wissenschaftlichen Errungenschaften der Neuzeit in Einklang zu bringen verstanden hat. — Beigefügt ist ein vollständiges Sachregister, welches den Gebrauch des Buches ausserordentlich erleichtert.

Med. Centralzeitung 1871. No. 54.

Ein gutes Lehrbuch für specielle Pathologie und Therapie, das wenigstens in den Hauptbedingungen vollständig, wenn auch nicht erschöpfend sei, und das, dem gegenwärtigen Stande der medicinischen Wissenschaften entsprechend, auf Grundlage der neuesten Entdeckungen auf dem Gebiete der Histologie und pathologisehen Anatomie, sowie nach den modernen Anschauungen einer

Gedruckt bei E. Polz in Leipzig.

FSC
www.fsc.org
MIX
Papier | Fördert gute Waldnutzung
FSC® C083411

Zeitfracht Medien GmbH
Ferdinand-Jühlke-Straße 7
99095 Erfurt, Deutschland
produktsicherheit@kolibri360.de